看護ケアのための

便秘時の
大腸便貯留
アセスメントに関する
診療ガイドライン

jans

監修　公益社団法人 日本看護科学学会

編集　看護ケア開発・標準化委員会

南江堂

序　文

　公益社団法人日本看護科学学会は，2017年に当時の鎌倉やよい理事長が看護研究成果（エビデンス）を臨床実践に還元する仕組みづくりを構築し，それを掌握する委員会として新たに看護ケア開発・標準化委員会を設立した．初代は真田弘美委員長（2019〜2020年度理事長）が着任し，2019年度から須釜淳子が委員長を引き継いだ．

　まず，本委員会のモデル事業として，「看護ケアのための摂食嚥下時の誤嚥・咽頭残留アセスメントに関する診療ガイドライン」策定を行った．日本看護科学学会において初のガイドライン作成の取り組みであり，「Minds診療ガイドライン作成マニュアル2017」に準拠しながら，診療ガイドライン統括委員会，診療ガイドライン作成グループ，システマティックレビューチームを編成して作業を進めた．作成マニュアルのみでは不明な点が多く，その都度，診療ガイドラインに関する専門書の精読，動画視聴，診療ガイドライン作成専門家へのコンサルテーションなどを行い，作業を進めたため，着手から発刊までに約2年半を要した．

　本「看護ケアのための便秘時の大腸便貯留アセスメントに関する診療ガイドライン」は，本学会2冊目の診療ガイドラインとしてこのたび発刊されることになった．「Minds診療ガイドライン作成マニュアル2020 ver.3.0」の準拠であったが，前回の策定工程を活かしたことで，時間が短縮でき，約1年8ヵ月で完了した．この診療ガイドラインにも，日本医療研究開発機構（AMED）のMedical Artsの創成に関する研究（外科，がん，看護，リハビリ等の新たな医療技術やソフトウェアの開発）分野1医療技術開発に採択され，2016〜2018年度に実施された「アドバンストな看護技術を導入した在宅・介護施設療養者の摂食嚥下・排便を支える多職種連携システムの構築（研究開発代表者　真田弘美　東京大学名誉教授，石川県立看護大学学長）」の成果の一部が含まれている．

　「摂食嚥下時の誤嚥・咽頭残留アセスメント」，「便秘時の大腸便貯留アセスメント」の完成によって食べる，排泄するに関わる看護ケアの標準化ができたといえる．今後は標準化されたアセスメントをいかに実装，普及するかについての研究が必要である．さらに標準化されたアセスメントに基づく看護ケア介入のエビデンスの構築と診療ガイドライン作成が望まれる．そうすることによって，当初の委員会設立の目標である研究成果を臨床に還元することができたといえるのではないかと考える．

　最後に，本診療ガイドライン作成にあたり，長期にわたり忍耐強くご指導ご鞭撻をいただいた，診療ガイドライン統括委員会，診療ガイドライン作成グループ，システマティックレビューチーム，推奨決定のパネルに参画いただいた日本看護科学学会員，そして外部委員として各組織に参画いただいた各位に心から感謝を申し上げる．また，日本看護科学学会 堀内成子理事長，理事，監事，公開前に査読をいただきご助言をいただいた外部評価委員各位，パブリックコメントに意見を寄せていただいた日本看護科学学会員各位に改めて深謝申し上げる．さらに，あらゆる過程で生じた事務手続きにご協力いただいた日本看護科学学会 有田

孝行事務所長，職員の皆様にも感謝を申し上げる．

　本診療ガイドラインが，排便に関する不快感やニードをいつも伝えることができるとは限らない対象者への排便ケアの質向上に貢献できれば幸いである．

2023 年 5 月

公益社団法人 日本看護科学学会
看護ケア開発・標準化委員会 委員長
須釜　淳子

目　次

Part 1. 便秘の基本的特徴

クリニカルクエスチョン(CQ)と推奨一覧

推奨の強さ	
強く推奨する	1
提案する（弱い推奨）	2
専門家合議による推奨	

エビデンス総体のエビデンスの確実性（強さ）	
A （強）	効果の推定値が推奨を支持する適切さに強く確信がある
B （中）	効果の推定値が推奨を支持する適切さに中程度の確信がある
C （弱）	効果の推定値が推奨を支持する適切さに対する確信は限定的である
D （非常に弱い）	効果の推定値が推奨を支持する適切さにほとんど確信できない

(Minds 診療ガイドライン作成マニュアル 2020 ver.3.0, p.284, 表6-1 より引用)

CQ 1

排便に関する不快感やニードをいつも伝えることができるとは限らない成人患者において，排便日誌，問診を用いた系統的なアセスメントは便秘の評価に有用か.

【推奨文】排便に関する不快感やニードをいつも伝えることができるとは限らない成人患者において，非侵襲的である排便日誌，問診を用いた系統的なアセスメントを実施することを推奨する.

推奨の強さ▶専門家合議による推奨

CQ 2

排便に関する不快感やニードをいつも伝えることができるとは限らない成人患者において，身体診査技術（視診・聴診・打診・触診）を用いた系統的なアセスメントは便秘の評価に有用か.

【推奨文】排便に関する不快感やニードをいつも伝えることができるとは限らない成人患者において，非侵襲的な手技である身体診査技術（視診・聴診・打診・触診）を用いた系統的なアセスメントを実施することを推奨する.

推奨の強さ▶専門家合議による推奨

CQ 3

排便に関する不快感やニードをいつも伝えることができるとは限らない成人患者において，直腸指診によるアセスメントは便秘の評価に有用か.

【推奨文】排便に関する不快感やニードをいつも伝えることができるとは限らない成人患者において，便秘時の直腸便貯留の評価を行うために直腸指診によるアセスメントを実施することを強く推奨する.

推奨の強さ▶ 1D

CQ 4

排便に関する不快感やニードをいつも伝えることができるとは限らない成人患者において，超音波画像診断装置の観察による直腸便貯留のアセスメントは便秘の評価に有用か．

【推奨文】排便に関する不快感やニードをいつも伝えることができるとは限らない成人患者において，超音波画像診断装置の観察による直腸便貯留のアセスメントをすることを強く推奨する．

推奨の強さ▶ 1C

CQ 5

排便に関する不快感やニードをいつも伝えることができるとは限らない成人患者において，排便日誌，問診を用いた系統的なアセスメントに基づく排便ケアは，患者アウトカムの改善に有用か．

【推奨文】排便に関する不快感やニードをいつも伝えることができるとは限らない成人患者において，排便日誌，問診を用いた系統的なアセスメントに基づく排便ケアを実施することを提案する．

推奨の強さ▶ 2D

CQ 6

排便に関する不快感やニードをいつも伝えることができるとは限らない成人患者において，身体診査技術（視診・聴診・打診・触診）を用いた系統的なアセスメントに基づく排便ケアは，患者アウトカムの改善に有用か．

【推奨文】排便に関する不快感やニードをいつも伝えることができるとは限らない成人患者において，身体診査技術（視診・聴診・打診・触診）を用いた系統的なアセスメントに基づく排便ケアを行うことを推奨する．

推奨の強さ▶専門家合議による推奨

CQ 7

排便に関する不快感やニードをいつも伝えることができるとは限らない成人患者において，直腸指診によるアセスメントに基づく排便ケアは，患者アウトカムの改善に有用か．

【推奨文】排便に関する不快感やニードをいつも伝えることができるとは限らない成人患者において，直腸指診による排便ケアを行うことを強く推奨する．

推奨の強さ▶ 1D

CQ 8

排便に関する不快感やニードをいつも伝えることができるとは限らない成人患者において，超音波画像診断装置による直腸便貯留観察に基づく排便ケアは，患者アウトカムの改善に有用か．

【推奨文】排便に関する不快感やニードをいつも伝えることができるとは限らない成人患者において，超音波画像診断装置による直腸便貯留観察に基づく排便ケアを実施することを強く推奨する．

推奨の強さ▶ 1C

診療ガイドラインの概要

1. ガイドライン名

　　看護ケアのための便秘時の大腸便貯留アセスメントに関する診療ガイドライン

2. 目的

　　便秘は日常生活を自立して生活する人も体験するきわめてありふれた症状である．しかし超高齢社会において，慢性的な健康問題として注目されるようになってきた．

　　本診療ガイドラインの目的は，排便に関する不快感やニードをいつも伝えることができるとは限らない成人における便秘時の大腸便貯留のアセスメントおよび看護ケアの選択方法・実施方法を示してこれを推奨することによって，看護師が早期に適切な便秘改善ケアを行い腸閉塞，腸穿孔，宿便潰瘍，出血などの発症を予防するとともに，本来排出すべき糞便を快適に排泄できるようにすることである．本診療ガイドラインでは，保健師助産師看護師法における療養上の世話として看護師が行う排便のアセスメントを取り扱う．

　　なお，本診療ガイドラインの推奨レベルは強制されるべきものではなく，排便ケアにおけるアセスメントの方法を提示する参考資料のひとつであり，臨床に適用する際には，患者や臨床の状況に応じて判断する必要がある．

3. トピック

　　成人の便秘時の大腸便貯留アセスメント

4. 対象者

　　対象者は，排便に関する不快感やニードをいつも伝えることができるとは限らない18歳以上の成人である．具体的には，脳血管疾患，脳機能障害，意識障害，認知症，難病の患者，終末期患者を想定している．また，脊髄損傷患者のように排便支援を必要とする18歳以上の成人も対象とする．さらに，加齢などによる直腸感覚閾値の上昇（直腸感覚鈍麻）を有する者，排便抑制を継続的に行うことで便意が失われている者も含める．

5. 想定される利用者

　本診療ガイドラインの利用者は，病院，療養施設，在宅において，医師，薬剤師，理学療法士，作業療法士，診療放射線技師，臨床検査技師，管理栄養士，介護職者など多職種と連携して排便ケアを行う看護師を想定している．

6. 担当組織 (図1)

　「看護ケアのための便秘時の大腸便貯留アセスメントに関する診療ガイドライン」作成の組織は，主体学会を公益社団法人 日本看護科学学会とし，主な3部組織を中心に構成された．主な3部組織は，看護ケア開発・標準化委員会に位置付けられ，診療ガイドライン統括委員会，診療ガイド

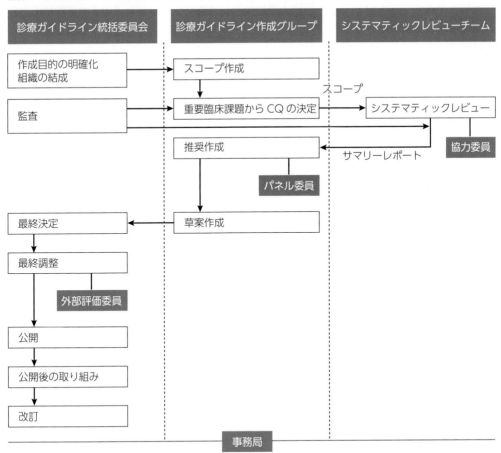

図1　診療ガイドライン作成過程と担当組織
　CQ：クリニカルクエスチョン

ライン作成グループ，システマティックレビューチームである．

　診療ガイドライン統括委員会は，本診療ガイドライン作成のために 2021 年 10 月に結成され，看護技術開発学，老年看護学，イメージング看護学，排泄ケア分野，消化器内科学，在宅医療，診療ガイドラン作成の各専門家で構成された．その後，診療ガイドライン作成グループが，本診療ガイドライン作成にあたり必要な専門知識を有する看護技術開発学，老年看護学，在宅看護学，排泄ケア分野，イメージング看護学，消化器内科学，画像診断学，診療ガイドライン作成の各専門家によって構成された．システマティックレビューチームは，診療ガイドライン作成グループとは独立した組織とし，診療ガイドライン統括委員会から推薦されたメンバーと日本看護科学学会員から公募した者から選定条件をもとに選出されたメンバーが，2021 年 12 月に理事会承認を経て，任命された．システマティックレビューチームメンバーの選定条件として，博士の学位を取得していること，筆頭著者として公開された英語原著論文が 1 本以上あること，システマティックレビューまたはガイドライン作成に関するセミナー受講の経験など，を原則とした．

　また，3 部組織以外に，パネル委員，協力委員，事務局，外部評価委員を任命した．パネル委員は，診療ガイドライン作成グループメンバー 10 名に加えて，在宅で皮膚・排泄ケアを実施する皮膚・排泄ケア認定看護師，脊髄損傷や脳卒中患者の回復期リハビリテーション病棟を有する病院に所属する皮膚・排泄ケア認定看護師，精神科看護学領域を専門とする看護系大学教員，緩和医療科医師を含めて，合計 14 名とした．協力委員は，システマティックレビューの文献抽出に必要な専門性を有する看護系大学の図書館司書とした．事務局は，診療ガイドライン作成に関わる全ての組織管理を務めるため日本看護科学学会員とした．これらの組織には，本学会員でない者も含まれ，外部協力委員と称する．また，草案完成後，上記の担当組織から独立した有識者から外部評価委員が選定された．具体的には，消化器病に関連する医学会，排泄に関する医学会ならびに看護系学会，老年医学ならびに老年看護学に関する学会，在宅医療ならびに在宅看護に関する学会から推薦を受けた有識者である．さらに，Minds による事前評価を受けた．

7. 組織の各構成メンバーと役割

　図 1 で示した診療ガイドライン作成の各担当組織のメンバーについて，表に氏名，所属，所属の所在地，役割を記載した．

1) 診療ガイドライン統括委員会 （委員長を除き氏名五十音順）

氏名	所属	所在地	専門領域
須釜 淳子 （委員長）	藤田医科大学 社会実装看護創成研究センター	愛知県豊明市	看護技術開発学
石橋 みゆき	千葉大学大学院看護学研究院 高齢社会実践看護学講座	千葉県千葉市	老年看護学
岡田 晋吾*	医療法人社団守一会 北美原クリニック	北海道函館市	在宅医療
真田 弘美	石川県立看護大学	石川県かほく市	イメージング看護学，老年看護学，排泄ケア分野
中島 淳*	横浜市立大学大学院医学研究科 肝胆膵消化器病学	神奈川県横浜市	消化器内科学
中山 健夫*	京都大学大学院医学研究科 社会健康医学系専攻健康情報学分野	京都府京都市	診療ガイドライン
西村 かおる	コンチネンスジャパン株式会社	東京都杉並区	排泄ケア分野

*：外部協力委員

2) 診療ガイドライン作成グループ (リーダー，サブリーダーを除き氏名五十音順)

氏名	所属	所在地	専門領域
須釜 淳子 (リーダー)	藤田医科大学 社会実装看護創成研究センター	愛知県豊明市	看護技術開発学
玉井 奈緒 (サブリーダー)	横浜市立大学大学院医学研究科看護学専攻 成人看護学分野	神奈川県横浜市	イメージング看護学
大田 えりか	聖路加国際大学大学院看護学研究科 国際看護学	東京都中央区	診療ガイドライン
河本 敦夫*	東京医科大学病院 画像診断部	東京都新宿区	画像技術分野
小栁 礼恵	藤田医科大学 社会実装看護創成研究センター	愛知県豊明市	基礎看護学，排泄ケア分野
榊原 千秋	訪問看護ステーションややのいえ	石川県小松市	排泄ケア分野，在宅看護学
積 美保子*	JCHO 東京山手メディカルセンター 看護部	東京都新宿区	排泄ケア分野
津田 桃子*	公益財団法人 北海道対がん協会 札幌がん検診センター	北海道札幌市	消化器内科学
松本 勝	石川県立看護大学 成人看護学	石川県かほく市	イメージング看護学
三澤 昇*	横浜市立大学大学院医学研究科 肝胆膵消化器病学	神奈川県横浜市	消化器内科学

*：外部協力委員，JCHO：Japan Community Health care Organization

3) システマティックレビューチーム (氏名五十音順)

氏名	所属	所在地	担当クリニカルクエスチョン (CQ)
青木 未来	福井大学医学部	福井県吉田郡	CQ 4，CQ 8
雨宮 歩	千葉大学看護学部	千葉県千葉市	CQ 2
石貫 智裕	札幌医科大学保健医療学部看護学科	北海道札幌市	CQ 4，CQ 6
石光 芙美子	愛知県立大学看護学部	愛知県名古屋市	CQ 3，CQ 4，CQ 7
糸川 紅子	日本赤十字秋田看護大学看護学部	秋田県秋田市	CQ 4，CQ 6
浦井 珠恵	富山県立大学看護学部	富山県富山市	CQ 4，CQ 6
加藤木 真史	神奈川県立保健福祉大学保健福祉学部看護学科	神奈川県横須賀市	CQ 2，CQ 8
北村 言*	東京大学大学院医学系研究科	東京都文京区	CQ 2
清水 三紀子	藤田医科大学保健衛生学部	愛知県豊明市	CQ 3，CQ 4，CQ 7
鈴木 千琴	済生会横浜市東部病院看護部	神奈川横浜市	CQ 1，CQ 4，CQ 5
園田 希	宝塚大学看護学部	大阪府大阪市	CQ 4，CQ 8
臺 美佐子*	石川県立看護大学 成人看護学	石川県かほく市	CQ 3，CQ 4，CQ 7
高橋 聡明*	東京大学大学院医学系研究科	東京都文京区	CQ 4，CQ 6
田中 るみ	北里大学看護学部	神奈川県相模原市	CQ 1，CQ 4，CQ 5
手嶌 大喜	関西医科大学看護学部	大阪府枚方市	CQ 4，CQ 8
中井 彩乃	藤田医科大学保健衛生学部	愛知県豊明市	CQ 3，CQ 4，CQ 7
濱田 真由美	東京慈恵会医科大学医学部	東京都調布市	CQ 1，CQ 4，CQ 5
三浦 由佳*	藤田医科大学 社会実装看護創成研究センター	愛知県豊明市	CQ 4，CQ 8
麦田 裕子*	東京大学大学院医学系研究科	東京都文京区	CQ 1，CQ 4，CQ 5
森 珠美	JCHO 東京新宿メディカルセンター附属看護専門学校	東京都新宿区	CQ 2，CQ 4

*：チームリーダー，JCHO：Japan Community Health care Organization

4) パネル委員 (リーダー, サブリーダーを除き氏名五十音順)

氏名	所属	所在地	専門領域
須釜 淳子 (リーダー)	藤田医科大学 社会実装看護創成研究センター	愛知県豊明市	看護技術開発学
玉井 奈緒 (サブリーダー)	横浜市立大学大学院医学研究科看護学専攻 成人看護学分野	神奈川県横浜市	イメージング看護学
石濱 慶子*	JCHO 星ヶ丘医療センター看護部	大阪府枚方市	脊髄損傷, 脳卒中リハビリテーション看護学, 排泄ケア分野
大田 えりか	聖路加国際大学大学院看護学研究科 国際看護学	東京都中央区	診療ガイドライン
岡部 美保*	在宅創傷スキンケアステーション	群馬県前橋市	在宅看護学, 排泄ケア分野
河本 敦夫*	東京医科大学病院 画像診断部	東京都新宿区	画像技術分野
木戸 芳史	浜松医科大学医学部 臨床看護学講座	静岡県浜松市	精神科看護学
結束 貴臣*	国際医療福祉大学成田病院 緩和医療科	千葉県成田市	消化器内科学, 緩和医療学
小柳 礼恵	藤田医科大学 社会実装看護創成研究センター	愛知県豊明市	基礎看護学, 排泄ケア分野
榊原 千秋	訪問看護ステーションややのいえ	石川県小松市	排泄ケア分野, 在宅看護学
積 美保子*	JCHO 東京山手メディカルセンター 看護部	東京都新宿区	排泄ケア分野
津田 桃子*	公益財団法人 北海道対がん協会 札幌がん検診センター	北海道札幌市	消化器内科学
松本 勝	石川県立看護大学 成人看護学	石川県かほく市	イメージング看護学
三澤 昇*	横浜市立大学大学院医学研究科 肝胆膵消化器病学	神奈川県横浜市	消化器内科学

*：外部協力委員, JCHO：Japan Community Health care Organization

5) 協力委員

氏名	所属	所在地
佐藤 晋巨	聖路加国際大学 学術情報センター	東京都中央区

6) 事務局

氏名	所属	所在地
松本 勝	石川県立看護大学 成人看護学	石川県かほく市

7) 外部評価委員 (氏名五十音順)

氏名	所属	所在地	推薦学会
伊原 栄吉	九州大学大学院医学研究院 病態制御内科学	福岡県福岡市	一般社団法人日本消化管学会
今枝 博之	埼玉医科大学病院消化管内科	埼玉県入間郡	一般財団法人日本消化器病学会
貝谷 敏子	札幌市立大学大学院看護学研究科老年看護学	北海道札幌市	一般社団法人日本創傷・オストミー・失禁管理学会
川添 高志	ケアプロ株式会社	東京都中野区	一般社団法人日本在宅看護学会
竹屋 泰	大阪大学大学院医学系研究科保健学専攻老年看護学	大阪府吹田市	一般社団法人日本老年医学会
丸山 道生	医療法人財団緑秀会 田無病院	東京都西東京市	一般社団法人日本在宅医療連合学会
丸山 優	埼玉県立大学保健医療福祉学部看護学科	埼玉県越谷市	一般社団法人日本老年看護学会
味村 俊樹	自治医科大学 外科学講座 消化器一般移植外科学部門	栃木県下野市	日本ストーマ・排泄リハビリテーション学会

8. 利益相反（Conflict of Interest：COI）

　検討された利益相反の種類：本診療ガイドラインの作成に関する経済的 COI，学術的 COI について申告した．

　潜在的な利益相反についての調査方法：日本看護科学学会の指針にて COI 申告を行った．ガイドライン作成時から遡って過去 3 年間の作成参加者ごとの利益相反状況を巻末の付表に示した．

　経済的 COI についての記載：役員・顧問職（100 万円以上），株の保有（利益 100 万円以上，全株式の 5％以上），特許権使用料など（100 万円以上），講演料など（50 万円以上），原稿料など（100 万円以上），企業・団体等からの研究費（200 万円以上），奨学寄附金（奨励寄附金），寄附講座（所属），その他報酬（10 万円以上），について申告を求めた．

　学術的 COI についての記載：本診療ガイドラインでは複数の分野，職種の専門家に診療ガイドライン作成グループまたはシステマティックレビューチームの構成員として参加を依頼し，個人あるいは専門学会の専門性・意向・学問的発展・組織間の競争などの影響を排除するように努めつつ，作成を進めた．本診療ガイドラインに関連する診療ガイドラインおよびそれに準ずるものにメンバーとして関わった場合について申告を求めた．

　本診療ガイドライン作成に入る際に，作成委員に利益相反申告書の提出を求め，本診療ガイドラインの作成に影響を及ぼす利益相反がないことを確認した．ただし，システマティックレビューの対象文献の著者である場合は，システマティックレビューの担当を割り当てなかった．クリニカルクエスチョン（CQ）の推奨を決定する際のパネル会議からは筆頭著者を除外した．また，年度を変えて利益相反申告書の提出を求め，変更があればその内容を確認した．

9. 診療ガイドライン作成方法

1）作成方針

　慢性的に便秘で排便に関する不快感や苦痛を抱える療養者は病院，療養施設，在宅に存在する．慢性的に便秘を有する療養者において問題となる排便困難症状は，努責，残便感，頻回便，会陰部の閉塞感である．慢性的な便秘は，硬便を排泄する際の努責時に血圧急上昇をきたし，心血管イベントのリスクとなり，療養者の生命を脅かす．また，腹痛，腹部膨満感から食事摂取量の低下が起き，栄養状態が低下する．特に排便に関する不快感やニードをいつも伝えることができるとは限らない成人で注意をしなくてはいけないのは，便秘による消化管閉塞や直腸潰瘍，消化管穿孔である[1]．一方，便秘治療に用いる下剤の効きすぎによる泥状便や水様便の排泄は，排便後の爽快感を得難く健康な排便とはいえない．

　看護師には，日常生活のなかで慢性的に便秘を有する療養者の排便リズム，便性状を正常に回復し維持する支援が求められる．便秘治療・ケアには，適切なアセスメントが必要であり，従来は問診，フィジカルアセスメントにより行ってきた．しかし，排便に関する不快感やニードをいつも伝えることができるとは限らない成人から，正確な情報を得ることが困難な状況であった．近年，看護師が行う超音波画像診断装置を用いた直腸便残留の観察についても，研究や教育プログラムの普及が進んでおり，超音波画像診断装置を用いたアセスメント技術を便秘時のアセスメ

ントにどのように用いていくか，標準化された指針が求められている．以上から，排便機能の回復，維持の支援のためには，病院，療養施設，在宅，といったどのような場面でも使用でき，医師をはじめ多職種と連携して行うケアの選択の指針となる診療ガイドラインが必要である．

このような背景のもと，「Minds 診療ガイドライン作成マニュアル 2020 ver.3.0」[2] に準拠して，研究のエビデンスとともに，益と害のバランス，患者の価値観など多面的な要因に基づいてケア選択の方針を判断する道筋を具体的に示す目的で，本診療ガイドラインを作成した．CQ は，実際の便秘時のケア選択の場面で遭遇するような，判断に迷うもの，そして臨床アウトカムの改善が見込まれるものを設定した．推奨は，意思決定に関わる様々な立場のメンバーで構成されたパネル委員によって決定した．本診療ガイドラインは全体を通して中立性と透明性を確保しながら作成された．

CQ に対するシステマティックレビューは英文誌，和文誌ともに文献検索の対象としており，海外のエビデンスも広く含めたうえでの推奨を作成したが，診療ガイドライン活用の際は本邦と海外の医療体制の違いも念頭に入れておくことが必要である．

2) 作成過程（図 2）

本診療ガイドラインは国際的に広く用いられている，The Grading of Recommendations Assessment, Development and Evaluation（GRADE）システムが提唱するエビデンスの強さの分類を採用している「Minds 診療ガイドライン作成マニュアル 2020 ver.3.0」に準拠して作成された．

(1) 担当組織の構成

日本看護科学学会が本診療ガイドライン作成目的を明確化した後，2021 年 10 月に診療ガイドライン統括委員会を結成し，診療ガイドライン作成が開始された．「Minds 診療ガイドライン作成マニュアル 2020 ver.3.0」[2] に則り，診療ガイドライン作成グループの結成，事務局の設置がなされ，システマティックレビューチームの結成，協力委員の決定により診療ガイドライン作成担当組織の編成がなされた．

(2) スコープ作成

スコープ作成は，診療ガイドライン統括委員会でスコープ全体の作成方針が決定された後，診療ガイドライン作成グループが便秘の基本的特徴の整理，CQ 候補を選定した．選定された CQ 候補は，診療ガイドライン統括委員会のスーパーバイズを受けて 8 つの CQ に絞り込まれた（付録参照）．アウトカムは，診療ガイドライン作成グループメンバーで重要臨床課題ごとに臨床的に重要であると考えられたものをリストアップした．そして，臨床的重要度について 1〜9 点の 9 段階で各メンバーが採点し，その平均を算出し，5 点以上をシステマティックレビューで取り上げるアウトカムとした．その絞り込まれた各 CQ に対して，システマティックレビューに関する事項が決定された．システマティックレビューに関する事項は，エビデンスの検索方法（エビデンスのタイプ，データベース，検索方法，検索対象期間），文献の選択基準および除外基準，エビデンスの評価と結果の統合方法が該当する．これらを経て，スコープが決定された．便秘，特に機能性便秘の基本的特徴，便秘アセスメントとケア選択のアルゴリズムに続き，スコープの具体的内容として主な 3 事項（診療ガイドラインがカバーする内容に関する事項，システマティックレビューに関する事項，推奨作成から公開に向けた最終調整・公開までに関する事項）を決定した．1 事項目のガイドラインがカバーする内容に関する事項は，タイトル，目的，トピック，診療ガイドラインがカバーする視点，想定される利用者・利用施設，既存の診療ガイドラインとの関係，診療ガイドラインがカバーする範囲，重要臨床課題，CQ リストが含まれる．2 事項目のシステマティックレビューに関する

```
┌─────────────────────────┐
│ 作成目的の明確化          │
└─────────────────────────┘
         ↓
┌─────────────────────────┐
│ 作成組織の編成            │
└─────────────────────────┘
    ・診療ガイドライン統括委員会の結成
    ・診療ガイドライン作成グループの結成
    ・事務局の設置
    ・システマティックレビューチームの結成
    ・協力委員の決定
         ↓
┌─────────────────────────┐
│ スコープ作成              │
└─────────────────────────┘
    ・スコープ全体の作成方針の決定
    ・便秘の基本的特徴の整理
    ・クリニカルクエスチョン（CQ）の設定
    ・システマティックレビューに関する事項の決定
    ・スコープの決定
         ↓
┌─────────────────────────┐
│ システマティックレビュー   │
└─────────────────────────┘
    ・エビデンスの収集（検索式の決定，文献検索）
    ・スクリーニング（一次スクリーニング，二次スクリーニング）
    ・エビデンスの個別評価
    ・エビデンスの総体評価
    ・定性的システマティックレビュー
    ・メタアナリシス
    ・システマティックレビューレポートのまとめ
         ↓
┌─────────────────────────┐
│ 推奨作成                  │
└─────────────────────────┘
    ・パネル委員の決定
    ・推奨作成の具体的方法の決定
    ・推奨文草案の作成
    ・推奨の強さの判定，推奨の作成
    ・解説の執筆
    ・一般向けサマリーの執筆
         ↓
┌─────────────────────────┐
│ 最終調整                  │
└─────────────────────────┘
    ・ガイドライン公開後の対応について協議と決定
    ・作成経過に関する報告事項の作成
    ・ガイドライン草案の決定
    ・外部評価委員の決定と評価
    ・パブリックコメントの募集
    ・ガイドライン最終案の決定
         ↓
┌─────────────────────────┐
│ 公開                      │
└─────────────────────────┘
         ↓
┌─────────────────────────┐
│ 公開後の取り組み          │
└─────────────────────────┘
    ・導入
    ・有効性評価
    ・改訂
```

図2　診療ガイドライン作成の過程

事項は，実施スケジュール，エビデンスの検索，文献の選択基準，除外基準，エビデンスの評価と統合方法が含まれる．3事項目の推奨作成から最終調整・公開までに関する事項では，推奨作成の基本方針，公開に向けた最終調整，外部評価の具体的方法，公開の予定が含まれる．

(3) システマティックレビュー

　システマティックレビューチームメンバーが任命され，2022 年 2 月から各 CQ のシステマティックレビューを依頼した．エビデンスの収集時，検索式の決定や文献検索に対して，システマティックレビューに必要な専門的知識と技術を有する大学図書館司書の協力を得て，スコープに基づくエビデンスの検索が実施された．一次スクリーニング，二次スクリーニングを経て，定性的システマティックレビューによるエビデンスの個別評価がなされ，これらをまとめてエビデンスの総体評価を行った．また，定性的システマティックレビューの対象となった論文リスト一覧を診療ガイドライン作成委員会ならびに診療ガイドライン統括委員会で排便管理を専門とする委員と共有し，含めるべき文献がリストアップされているかについて確認した．この結果に基づきシステマティックレビューレポートが作成された．「Minds 診療ガイドライン作成マニュアル 2020 ver.3.0」[2] に準拠し，定性的統合を基本としたが，一部の CQ には評価手法が類似する研究が複数存在したため定量的統合（メタアナリシス）を行った．システマティックレビューは，2022 年 10 月に完了した．

①エビデンスの検索
ⅰ．エビデンスのタイプ
個別研究論文：ランダム化比較対照試験，非ランダム化比較対照試験，観察研究，症例集積研究
レビュー論文：システマティックレビュー

既存の診療ガイドライン：スコープ作成および CQ 設定では，「慢性便秘症診療ガイドライン 2017」[3]（日本消化器病学会関連研究会 慢性便秘の診断・治療研究会　編集）を参考にした．一方，システマティックレビューでは，これら既存の診療ガイドラインの結果をそのまま利用せず，全て新たにシステマティックレビューを行った．

ⅱ．データベース
PubMed，Embase，CINAHL，Cochrane Library（CDSR，CENTRAL），医学中央雑誌

ⅲ．検索方法
介入の検索に際しては，PICO（Patient，Intervention，Control，Outcome）フォーマットを用いた．P，I を基本とし，C，O については指定しなかった．

ⅳ．検索対象期間
全てのデータベースで 2020 年 11 月 3 日までを検索対象期間とした．

②文献の選択基準，除外基準
　本診療ガイドラインと同じ CQ に対応する既存の診療ガイドラインまたはシステマティックレビュー論文のうち，「Minds 診療ガイドライン作成マニュアル 2020 ver.3.0」[2] に準拠して作成されたものは存在しなかったため，全て新たにシステマティックレビューを行った．システマティックレビューは，ケア選択の介入に関する CQ の場合，採用基準を満たすランダム化比較対照試験を優先したが，採用条件を満たすランダム化比較対照試験が存在しない場合には，非ランダム化比較対照試験，観察研究，症例研究も対象とした．ケア選択のために行うアセスメントの感度・特異度に関する CQ の場合は，採用基準を満たす観察研究を対象とした．

③エビデンスの評価と結果の統合
　エビデンス総体の評価方法，エビデンス総体の示す強さの表現方法は全て「Minds 診療ガイドライン作成マニュアル 2020 ver.3.0」[2] に準拠した．定性的統合を基本としたが，CQ 4 については評価手法が類似する研究が複数存在したため定量的統合（メタアナリシス）を実施した．

(4) 推奨作成

　推奨作成の基本方針は，「Minds 診療ガイドライン作成マニュアル 2020 ver.3.0」[2] に準拠した．また，便秘が多様な臨床看護の場でケアを要することに配慮し，病院で入院または外来患者に排泄ケアを実施する皮膚・排泄ケア認定看護師，在宅で排泄ケアを実施する皮膚・排泄ケア認定看護師または看護師，脊髄損傷や脳卒中患者の回復期ケアを実施する皮膚・排泄ケア認定看護師，精神科看護学領域を専門とする看護系大学教員，消化器内科医師，緩和医療科医師，診療放射線技師を含めて，その領域の意見を代表する委員によってパネル委員が構成された．2023 年 2 月にパネル会議が開催され，各 CQ に対する推奨が決定された．推奨決定は，修正デルファイ法に従い，診療ガイドライン作成グループが作成した推奨文草案に対して，パネル会議において議論し，パネル委員の合意により行った．なお，エビデンスとして採用された論文の筆頭著者であるパネル委員は，当該 CQ の推奨度決定には参加しなかった．その一方で，共著者はパネル会議の進行上に必要であり，COI を踏まえた自制的・自省的な発言・投票にて，当該 CQ の推奨度決定に参加した．

　推奨パネルでは，CQ に対する全てのアウトカムのエビデンスの確実性（表 1），益と害のバランスを中心に，対象者の価値観や意向，負担，医療コストや資源など患者や臨床の状況を加味して総合的に勘案して決定した．推奨の強さは，1：強く推奨する，2：弱く推奨するとして，エビデンスの確実性（強さ）を併記した．明確な推奨ができない場合は「なし」とした．なお，推奨の記載において，「提案する」は弱い推奨のことを表している．

　明確なエビデンスはないが，重要と考えらえるアセスメント技術については，益と害のバランスを中心に，対象者の価値観や意向，負担，医療コストや資源，実臨床の経験などを踏まえ，パネル委員の議論と合意を反映させて，推奨レベルを専門家合議による推奨として定めた．

表 1　エビデンス総体のエビデンスの確実性（強さ）

A（強）	効果の推定値が推奨を支持する適切さに強く確信がある
B（中）	効果の推定値が推奨を支持する適切さに中程度の確信がある
C（弱）	効果の推定値が推奨を支持する適切さに対する確信は限定的である
D（非常に弱い）	効果の推定値が推奨を支持する適切さにほとんど確信できない

（Minds 診療ガイドライン作成マニュアル 2020 ver.3.0，p.284，表 6-1 より引用）

(5) 最終調整

　2023 年 2 月の草案完成後，2023 年 3 月に診療ガイドライン統括委員会の確認を経て，草案を修正した．2023 年 3〜4 月に外部評価とパブリックコメントを収集した．診療ガイドライン作成グループは，外部評価とパブリックコメントの結果を吟味し，その結果を反映させた修正を行った．2023 年 5 月に診療ガイドライン統括委員会が最終調整し，公開した．

10. クリニカルクエスチョンと推奨文サマリー

1) 対象とするアセスメント

本診療ガイドラインで対象とするアセスメントは，問診，排便日誌，身体診査技術，直腸指診，超音波画像診断装置を用いた観察である．それぞれの具体的なアセスメントの内容は，Part 1 を参照されたい．

2) CQ・推奨文の一覧

CQ 1

排便に関する不快感やニードをいつも伝えることができるとは限らない成人患者において，排便日誌，問診を用いた系統的なアセスメントは便秘の評価に有用か．

推奨文

○排便に関する不快感やニードをいつも伝えることができるとは限らない成人患者において，非侵襲的である排便日誌，問診を用いた系統的なアセスメントを実施することを推奨する．

推奨の強さ▶専門家合議による推奨

[付帯事項] 十分なエビデンスに基づく排便日誌，問診を用いた系統的なアセスメントの推奨は難しいが，パネル委員会による専門家の意見に基づき推奨を決定した．患者自身が伝えることができるとは限らないため，患者の日常生活を把握する家族，介護者から情報を求めるなどの配慮が必要である．

CQ 2

排便に関する不快感やニードをいつも伝えることができるとは限らない成人患者において，身体診査技術（視診・聴診・打診・触診）を用いた系統的なアセスメントは便秘の評価に有用か．

推奨文

○排便に関する不快感やニードをいつも伝えることができるとは限らない成人患者において，非侵襲的な手技である身体診査技術（視診・聴診・打診・触診）を用いた系統的なアセスメントを実施することを推奨する．

推奨の強さ▶専門家合議による推奨

[付帯事項] 十分なエビデンスに基づく身体診査技術（視診・聴診・打診・触診）を用いた系統的なアセスメントの推奨は難しいが，パネル委員会による専門家の意見に基づき推奨を決定した．

CQ 3

排便に関する不快感やニードをいつも伝えることができるとは限らない成人患者において，直腸指診によるアセスメントは便秘の評価に有用か.

推奨文

○排便に関する不快感やニードをいつも伝えることができるとは限らない成人患者において，便秘時の直腸便貯留の評価を行うために直腸指診によるアセスメントを実施することを強く推奨する.

GRADE 1D（推奨の強さ：強，エビデンスの確実性（強さ）：非常に弱い）

［付帯事項］ 十分なエビデンスに基づく直腸指診によるアセスメントの推奨は難しいが，臨床上明らかに直腸内の有無を評価でき，かつ他の CQ の参照基準となっていることから，専門家の意見に基づき推奨を決定した. 本ガイドラインの対象者は，排便に関する不快感やニードをいつも伝えることができるとは限らない. 直腸指診を行う場合は，実施時の羞恥心や痛み，不快感などストレスに対するよりいっそうの配慮が必要である.

CQ 4

排便に関する不快感やニードをいつも伝えることができるとは限らない成人患者において，超音波画像診断装置の観察による直腸便貯留のアセスメントは便秘の評価に有用か.

推奨文

○排便に関する不快感やニードをいつも伝えることができるとは限らない成人患者において，超音波画像診断装置の観察による直腸便貯留のアセスメントをすることを強く推奨する.

GRADE 1C（推奨の強さ：強，エビデンスの確実性（強さ）：弱）

［付帯事項］ 問診・排便日誌，身体診査技術による便秘アセスメントについて理解していることが前提である. 超音波画像診断装置での直腸便貯留観察の教育を受けた看護師が行う必要がある. また，直腸観察が十分にできる超音波画像診断装置の条件として，コンベックスプローブを接続できることが必要である. プローブは，周波数 3.5～5MHz の範囲で，解像度は，膀胱，子宮・膣または前立腺，直腸の輪郭が明瞭に描出できるレベルであることが望ましい.

CQ 5

排便に関する不快感やニードをいつも伝えることができるとは限らない成人患者において，排便日誌，問診を用いた系統的なアセスメントに基づく排便ケアは，患者アウトカムの改善に有用か.

推奨文

○排便に関する不快感やニードをいつも伝えることができるとは限らない成人患者において，排便日誌，問診を用いた系統的なアセスメントに基づく排便ケアを実施することを提案する.

GRADE 2D（推奨の強さ：弱，エビデンスの確実性（強さ）：非常に弱い）

［付帯事項］患者自身が伝えることができるとは限らないため，患者の日常生活を把握する家族，介護者から情報を求めるなどの配慮が必要である.

CQ 6

排便に関する不快感やニードをいつも伝えることができるとは限らない成人患者において，身体診査技術（視診・聴診・打診・触診）を用いた系統的なアセスメントに基づく排便ケアは，患者アウトカムの改善に有用か.

推奨文

○排便に関する不快感やニードをいつも伝えることができるとは限らない成人患者において，身体診査技術（視診・聴診・打診・触診）を用いた系統的なアセスメントに基づく排便ケアを行うことを推奨する.

推奨の強さ▶専門家合議による推奨

［付帯事項］十分なエビデンスに基づく身体診査技術（視診・聴診・打診・触診）を用いた系統的なアセスメントに基づく排便ケアの推奨は難しいが，パネル委員会による専門家の意見に基づき推奨を決定した.

CQ 7

排便に関する不快感やニードをいつも伝えることができるとは限らない成人患者において，直腸指診によるアセスメントに基づく排便ケアは，患者アウトカムの改善に有用か.

推奨文

○排便に関する不快感やニードをいつも伝えることができるとは限らない成人患者において，直腸指診による排便ケアを行うことを強く推奨する.

GRADE 1D（推奨の強さ：**強**，エビデンスの確実性（強さ）：**非常に弱い**）

［付帯事項］十分なエビデンスに基づく直腸指診による排便ケアの推奨は難しいが，臨床上明らかに直腸内便の有無を評価でき，かつ他の CQ の参照基準としていることから専門家の意見に基づき推奨を決定した．本ガイドラインの対象者は，排便に関する不快感やニードをいつも伝えることができるとは限らない．直腸指診を行う場合は，実施時の羞恥心や痛み，不快感などストレスに対するよりいっそうの配慮が必要である.

CQ 8

排便に関する不快感やニードをいつも伝えることができるとは限らない成人患者において，超音波画像診断装置による直腸便貯留観察に基づく排便ケアは，患者アウトカムの改善に有用か.

推奨文

○排便に関する不快感やニードをいつも伝えることができるとは限らない成人患者において，超音波画像診断装置による直腸便貯留観察に基づく排便ケアを実施することを強く推奨する.

GRADE 1C（推奨の強さ：**強**，エビデンスの確実性（強さ）：**弱**）

［付帯事項］超音波画像診断装置での直腸便貯留観察の教育を受け，実践可能なレベルであると認められた看護師が行う．また，直腸観察が十分にできる超音波画像診断装置の条件として，コンベックスプローブを接続できることが必要である．プローブは，周波数 3.5〜5 MHz の範囲で，解像度は，膀胱，子宮・膣または前立腺，直腸の輪郭が明瞭に描出できるレベルであることが望ましい.

11. 用語集

1）重要用語
○Rome Ⅳ

機能性消化管疾患（functional gastrointestinal disorders：FGIDs）の疾患概念と診断基準を示した国際的基準である．1992 年に Rome Ⅰ 基準が作成され，それ以降改訂を重ね，2016 年に Rome Ⅳ 基準が公開された[4]．本ガイドラインに関連する内容は，機能性腸疾患（bowel disorders）に含まれ，過敏性腸症候群，機能性便秘，機能性下痢，機能性腹部膨満・鼓腸，非特異機能性腸障害，オピオイド誘発性便秘症の疾患概念と診断基準などが述べられている．

2）略語一覧（表2）

本診療ガイドラインで使用される略語について一覧でまとめた．

表 2　略語一覧

略語	英語	名称，訳語
AS	acoustic shadow	アコースティックシャドウ（音響陰影）
BSFS，BS	Bristol stool form scale	ブリストル便形状スケール
CAS	constipation assessment scale	便秘アセスメントスケール
CDSR	The Cochrane Database of Systematic Reviews	
CENTRAL	The Cochrane Central Register of Controlled Trials	
CSS	constipation scoring system	便秘重症度スコア
Minds	Medical Information Distribution Service	EBM 普及推進事業
JPAC-QOL	Japanese version of the patient assessment of constipation quality of life	便秘 QOL アセスメント日本語版
PAC-SYM	patient assessment of constipation – symptom questionnaire	便秘症状質問紙

12. 診療ガイドラインがカバーする範囲と注意点

本診療ガイドラインは，看護業務として行う便秘時の大腸便貯留アセスメントを対象とする．看護職種以外の専門職種が行う便秘の診断のために行う検体検査，腹部 X 線検査，注腸 X 線検査，内視鏡検査，専門的機能検査は，対象の範囲外である．

超音波画像診断装置を用いた直腸観察を行う場合は，施設および事業所において直腸観察のできる機器を保有していることと観察手技を習得し適切なアセスメントを実施できる者がいることが必要となる．

13. 既存の診療ガイドラインとの関係

　国内外に成人の便秘時の大腸便貯留のアセスメントについて看護師が用いることを前提に作成されたケア選択のための診療ガイドラインはない.

　国内では医師向けの慢性便秘症診療ガイドラインとして,「慢性便秘症診療ガイドライン 2017」[3] (日本消化器病学会関連研究会 慢性便秘の診断・治療研究会　編集),「便通異常症診療ガイドライン 2023—慢性便秘症」[5](日本消化管学会　編集) が公表されている. 診療ガイドラインは主に問診表, 身体診察, 通常検査, 専門的機能検査といった診断評価のための検査について取り上げている. しかし, 看護師が行う超音波画像診断装置の観察については述べられていない. また, ベストプラクティスとして, 日本創傷・オストミー・失禁管理学会, 看護理工学会, 第22回日本神経消化器病学会学術集会コンセンサスミーティングメンバーが, 2021年に「エコーによる直腸便貯留観察ベストプラクティス」[6] を発刊した. 超音波画像診断装置による観察に絞った内容であり, それ以外の看護師が行う問診, 身体診査技術, 直腸指診についての記載はなかった.

　海外では, 2010年に世界消化器病機構 (World Gastroenterology Organisation) が成人患者を対象に Global Guideline: Constipation [7] を公開し, 診断評価のための検査について取り上げている. しかし, 看護師が行う超音波画像診断装置を用いた観察については述べられていない. 本診療ガイドラインはこれらの既存の出版物を参照し, 看護師による便秘時の大腸便貯留観察アセスメントを推進するために作成された.

14. 外部評価の結果と診療ガイドラインへの反映

　本診療ガイドラインは, 草案を作成した時点で公開に先立ち, 消化器病学, 老年医学, 老年看護学, 排泄リハビリテーション, 排泄ケア, 在宅医療, 在宅看護を専門とする代表の学術組織, さらに診療ガイドライン作成の専門家による外部評価を受けた.

　消化器病学, 老年医学, 老年看護学, 排泄リハビリテーション, 排泄ケア, 在宅医療, 在宅看護を専門とする代表の学術組織には, 草案全体の臨床的意義や実際を含める観点より自由記載での評価およびコメントを得た.

　語句の修正以外に以下の2点について検討を要する指摘があった.

●ご質問

　ガイドラインの提供対象者に直腸感覚閾値の上昇 (直腸感覚鈍麻) を有する者を含むか否かの質問があった.

【回答】

　対象者に①直腸感覚鈍麻を有する者, ②排便抑制を継続的に行うことで便意が失われている者, を追加することにした.

●ご意見

　CQ3およびCQ7で取り上げている直腸指診について, 臨床上明らかに直腸内便の有無を評価

でき，かつ他の CQ の参照基準としていることから，推奨度を「専門家合議による推奨」から GRADE 1D（推奨の強さ：強，エビデンスの確実性（強さ）：非常に弱い」にするのがよい．

【回答】

本意見を診療ガイドライン統括委員会で検討し，外部委員の提案を受け修正した．

15. Minds による公開前評価と診療ガイドラインへの反映

診療ガイドライン評価専門部会員 4 名から公開前評価を 5 月 2 日に受けた（評価結果承認日：2023 年 5 月 15 日）．担当部会総評は以下のとおりであった．また，AGREE II 評価表を表 3 に示した．Minds からのコメント内容について可能なかぎり本診療ガイドラインに反映させた．

表 3　AGREE II 評価表（項目別平均値）

	領域		項目	項目別平均値 (1～7)
1	対象と目的 (Scope and Purpose)	1	ガイドライン全体の目的が具体的に記載されている．	6.5
		2	ガイドラインが取り扱う健康上の問題が具体的に記載されている．	5.75
		3	ガイドラインの適用が想定される対象集団（患者，一般市民など）が具体的に記載されている．	6.25
2	利害関係者の参加 (Stakeholder Involvement)	4	ガイドライン作成グループには，関係する全ての専門家グループの代表者が加わっている．	6.75
		5	対象集団（患者，一般市民など）の価値観や希望が調べられた．	2.75
		6	ガイドラインの利用者が明確に定義されている．	5.75
3	作成の厳密さ (Rigour of Development)	7	エビデンスを検索するために系統的な方法が用いられている．	5.75
		8	エビデンスの選択基準が明確に記載されている．	5.5
		9	エビデンス総体（body of evidence）の強さと限界が明確に記載されている．	6.5
		10	推奨を作成する方法が明確に記載されている．	4.75
		11	推奨の作成にあたって，健康上の益，副作用，リスクが考慮されている．	5.75
		12	推奨とそれを支持するエビデンスとの対応関係が明確である．	6
		13	ガイドラインの公表に先立って，専門家による外部評価がなされている．	4.25
		14	ガイドラインの改訂手続きが示されている．	4.75
4	提示の明確さ (Clarity of Presentation)	15	推奨が具体的であり，曖昧でない．	5.25
		16	患者の状態や健康上の問題に応じて，異なる選択肢が明確に示されている．	3.75
		17	重要な推奨が容易に見つけられる．	3.25
5	適用可能性 (Applicability)	18	ガイドラインの適用にあたっての促進要因と阻害要因が記載されている．	4.5
		19	どのように推奨を適用するかについての助言・ツールを提供している．	4
		20	推奨の適用に対する，潜在的な資源の影響が考慮されている．	4.25
		21	ガイドラインにモニタリングや監査のための基準が示されている．	5
6	編集の独立性 (Editorial Independence)	22	資金提供者の見解が，ガイドラインの内容に影響していない．	5.25
		23	ガイドライン作成グループメンバーの利益相反が記録され，適切な対応がなされている．	6.25

●総評

　AGREE IIの評価において，対象と目的の領域の記載について評価が高く，他の診療ガイドラインの模範になると見受けられます．診療ガイドラインの目的について具体的に記載されています．推奨の作成方法についても，緻密に記載されていて，文献検索から推奨決定までに用いた資料についても公開されている点が高く評価できます．診療ガイドラインの内容が総論的な部分とCQ部分に大きく区別して記載されている点は，診療ガイドライン利用者にとって有用であると見受けられます．診療ガイドラインとしてさらなる改善に向けて，推奨を作成するまでのプロセスについて詳細かつ明瞭に記載することが求められます．とくに，修正デルファイ法の結果の提示があるとよいでしょう．検索式については，付録として含めた旨の記載がありますので，補足資料として公開するとより作成過程の透明性が高まると思われます．外部評価については，評価結果を記載し，それらが診療ガイドライン作成過程にどのように活用されたかについて具体的に記載することが求められます．パブリックコメントの指摘事項および修正内容を学会ホームページに掲載した旨の記載がありますので，ご対応をご検討ください．診療ガイドラインの改訂については，改訂手続きの方法（改訂の検討体制など）についてより具体的に記載するとよいでしょう．さらに，診療ガイドラインの活用を促進する要因や阻害する要因，適用をサポートするツール，コスト情報，診療ガイドラインの普及および活用状況を評価するためのモニタリングや監査の基準・方法について検討し記載することも課題にあげられます．患者・家族の価値観や希望については，診療ガイドライン作成過程に反映する取り組みが期待されます．取り組みの方法や結果について記載し，診療ガイドラインにどのように反映したか，具体的に記載することが望まれます．また，全体的に読みにくい印象がありますので，レイアウトを工夫し，推奨を枠で囲う，色をつける，などの推奨を見つけやすくするための工夫を施すとよいでしょう．

●コメント1

　対象集団の価値や希望を調査・反映する仕組みがあるとよいでしょう．

【回答】

　本ガイドラインの対象集団は，「排便に関する不快感やニードをいつも伝えることができるとは限らない成人患者」である．このため価値や希望に関するエビデンスを見つけることが難しいと考える．推奨度を決定するには重要な観点であり，看護ケア開発・標準化委員会の今後の課題としたい．

●コメント2

　エビデンス検索式を追加されると，より作成過程の透明性が高まると思われます．

【回答】

　検索式を付録に追加した．

●コメント3

　修正デルファイ法の結果の提示があるとよいでしょう．

【回答】

　本診療ガイドラインでは，「推奨決定は，修正デルファイ法に従い，診療ガイドライン作成グループが作成した推奨文草案に対して，パネル会議において議論し，パネル委員の合意により行った．」と表記した．

●コメント4

パブリックコメント，外部評価における内容やそれを受けてどのような対応をしたかについて記載をご検討下さい.

【回答】

どのような対応を行ったかについて (5) 最終調整［p.11］に記載した.

●コメント5

CQ・推奨について枠で囲ったり，色をつけるなどの見つけやすくするための工夫があるとよいでしょう.

【回答】

CQ の背景を赤にして見つけやすくした. また推奨文を太字で表記した.

●コメント6

重要臨床課題，CQ，推奨文の一覧の項目がありますが，表になっているとなお読みやすくなるでしょう.

【回答】

コメント7への回答を参照.

●コメント7

重要臨床課題，CQ，推奨文の一覧は，目次に続けて冒頭に記載すると利便性が高まると思われます.

【回答】

CQ，推奨文の一覧を目次に続けて冒頭に記載した.

●コメント8

利益相反について巻末の付録で示すと記載がありましたので，最終版で記載するとよいでしょう.

【回答】

利益相反に関する一覧を付録に追加した.

16. パブリックコメントと診療ガイドラインへの反映

パブリックコメントの募集は草案を作成した時点で，外部評価と並行して，公開に先立ち実施した. パブリックコメント募集案内は，日本看護科学学会の会員にメール配信で周知され，2023 年 3 月 23 日から 3 月 31 日までの期間，日本看護科学学会会員用ページに原稿を掲載して自由回答形式でコメントを得た.

その結果，2 名からパブリックコメントの投稿があった. コメントとそれに対する回答は以下に記載した. またコメントとその回答を日本看護科学学会 Web サイトに掲載した.

●ご意見

大変充実した内容であると思います. この看護ケアガイドラインは，看護のあらゆる場で活用

することができると思います．Web上で内容を確認する場合，文字が多く，しかも文章が長いので利用しづらいという意見が出るのではないかと思われます．将来，iPad やタブレットパソコンを使いながら活用できるような構造にしていただけますと助かります．

【回答】

本診療ガイドラインは，冊子体および冊子体の PDF として学会 Web サイトに公開予定としています．ガイドラインの普及のためには，見やすさは大きな影響因子だと考えます．公開後は，広報委員会とも連携し，電子媒体でも利用しやすい構造を検討課題としたいと思います．

●ご質問

「直腸便貯留の自覚」に対して慢性化による直腸感覚の鈍麻がある場合，直腸便貯留の自覚に関する感覚機能のアセスメントの視点を明確にして頂ければ，さらにわかりやすいのではないかと感じた（例：直腸便貯留の自覚の有無は，慢性化による直腸感覚の鈍麻がある便秘の場合は除外するなど，対象者の条件に加える）．

【回答】

本診療ガイドラインを適用する対象者についての重要なご指摘をいただきありがとうございます．対象者に①直腸感覚鈍麻を有する者，②排便抑制を継続的に行うことで便意が失われている者，を追加することにいたしました．

17. 資金源

本診療ガイドライン作成の資金源は公益社団法人 日本看護科学学会による．その他の民間企業，各種団体からの資金提供は受けていない．利益相反については公益社団法人 日本看護科学学会規定により委員の自己申告を集め，審査を行い，利益相反に問題のないことを確認した．診療ガイドラインの概要「8. 利益相反（Conflict of Interest：COI）」に，開示すべき利益相反を掲載している．

18. 監査基準

慢性便秘症（機能性便秘症）や本診療ガイドライン対象者の希望する形態での排便管理などと実施されたアセスメント，ケア選択との関係を半年から 1 年ごとに測定することでモニタリングを行う．

19. 本診療ガイドラインの普及/導入に関して

本診療ガイドラインは 8 つの CQ に対する推奨文を端的にまとめ，何が重要であるかをわかりやすく明示した．慢性便秘症（機能性便秘症）が疑われる対象者への有用性が示された排便日誌，

問診，身体診査技術は特別な機器を必要とせず，診療ガイドライン適用にあたり促進要因である．一方，直腸指診，超音波画像診断装置での直腸便の観察においては，教育を受け，実践可能なレベルであると認められた者が行うこと，適用可能な機器を保有している施設や事業所が限られることが阻害要因となる．観察手技の習得者の育成が今後の重要な課題である．

　本診療ガイドラインは，日本語版と英語版で作成され，いずれも日本看護科学学会と Minds の Web サイトにて，全文が公開される予定である．さらに，日本語版は書籍としても公開される．また，ガイドラインには一般向けサマリーが掲載されている．加えて，システマティックレビューも Japan Journal of Nursing Science に掲載予定である．さらに，学術集会などにおける各種講演会の開催にて周知を図り，診療ガイドラインの利用促進を目指す．

20. 公開後の取り組み

1）公開後の組織体制

　診療ガイドライン公開後も診療ガイドライン統括委員会および診療ガイドライン作成グループは活動を継続し，診療ガイドラインの導入促進，有効性評価，診療ガイドラインの推奨に影響を及ぼす新たな研究の出現チェックなどを行う．

2）有効性評価とモニタリング

　本診療ガイドラインの有効性評価のために，診療ガイドラインの導入によって患者アウトカムが改善したかどうかを，便性状，直腸便貯留状況，下剤の使用状況などに関するアウトカムにより評価することを予定する．これらは診療ガイドライン導入時から1年単位で測定することを予定する．

3）改訂

　本診療ガイドラインは，新しいエビデンスや医療を取り巻く体制の変化によって定期的な改訂が必要である．およそ3～4年を目途に改訂を検討する．それまでに新たな身体診査技術，スクリーニング検査，確定診断方法の提唱，およびアセスメントの基準の変更があった場合，随時改訂を行うことを検討する．

文献

1) 中島　淳 編. すべての臨床医が知っておきたい便秘の診かた,「とりあえず下剤」から卒業する！患者に合わせた診断と治療がわかる. 羊土社, 東京, 2022.
2) Minds 診療ガイドライン作成マニュアル編集委員会. Minds 診療ガイドライン作成マニュアル 2020 ver. 3.0 https://minds.jcqhc.or.jp/
3) 日本消化器病学会関連研究会 慢性便秘の診断・治療研究会 編. 慢性便秘症診療ガイドライン 2017, 南江堂, 東京, 2017.
4) Lacy BE, Mearin F, Chang L, et al. Bowel disorders. Gastroenterology 2016; **150**: 1393-1407.
5) 日本消化管学会 編. 便通異常症診療ガイドライン 2023—慢性便秘症, 南江堂, 東京, 2023.
6) 日本創傷・オストミー・失禁管理学会, 看護理工学会 編. エコーによる直腸便貯留観察ベストプラクティス, 照林社, 東京, 2021.
7) Lindberg G, Hamid SS, Malfertheiner P, et al. World Gastroenterology Organisation global guideline: Constipation- a global perspective. J Clin Gastroenterol 2011; **45**: 483-487.

Part 1.
便秘の基本的特徴

本診療ガイドラインの目的は，排便に関する不快感やニードをいつも伝えることができるとは限らない成人患者の排便，特に便秘に関するアセスメントを示すこと，そしてこれを推奨することにより看護師が早期に適切な便秘改善ケアを行い，腸閉塞や腸穿孔を予防するとともに，本来排出すべき糞便を快適に排出できるよう援助できることである．想定される疾患として，認知症，脳卒中，脳損傷，脊髄損傷，パーキンソン病などがある．または緩和ケアを目的にオピオイドによる薬物療法を受ける患者のなかにも該当する場合がある．さらに，加齢などによる直腸の感覚鈍麻を有する者，排便抑制を継続的に行うことで便意が失われている対象者にも使用できる．

なお，ここではがんなどによる物理的通過障害，直腸瘤や直腸脱などの器質性便排出障害による器質性便秘は対象としない．

1. 臨床的特徴

1）便秘とは

2023 年に発刊された「便通異常症診療ガイドライン 2023―慢性便秘症」[1] において，便秘は「本来排泄すべき糞便が大腸内に滞ることによる兎糞状便・硬便，排便回数の減少や，糞便を快適に排泄できないことによる過度な怒責，残便感，直腸肛門の閉塞感，排便困難感を認める状態」と定義されている．慢性便秘症は「慢性的に続く便秘のために日常生活に支障をきたしたり，身体にも様々な支障をきたしうる病態」と定義されている[1]．表 1 に慢性便秘症の診断基準を示した．

表 1　慢性便秘症の診断基準（Rome Ⅳ診断基準より翻訳作成）

1.「便秘症」の診断基準
以下の 6 項目のうち，2 項目以上を満たす． 排便中核症状（Defecation core symptom） 　・C1（便形状）：排便の 4 分の 1 超の頻度で，兎糞状便または硬便（BSFS でタイプ 1 か 2）である． 　・C2（排便頻度）：自発的な排便回数が，週に 3 回未満である． 排便周辺症状（Defecation peripheral symptom） 　・P1（怒責）：排便の 4 分の 1 超の頻度で，強くいきむ必要がある． 　・P2（残便感）：排便の 4 分の 1 超の頻度で，残便感を感じる． 　・P3（直腸肛門の閉塞感・困難感）：排便の 4 分の 1 超の頻度で，直腸肛門の閉塞感や排便困難感がある． 　・P4（用手的介助）：排便の 4 分の 1 超の頻度で，用手的な排便介助が必要である（摘便・会陰部圧迫など）．
2.「慢性」の診断基準
6 ヵ月以上前から症状があり，最近 3 ヵ月間は上記の基準を満たしていること． ただし，「日常診療」においては，患者を診察する医師の判断に委ねる．

BSFS：Bristol Stool Form Scale（ブリストル便形状スケール）
(Lacy BE, et al. Gastroenterology 2016; 150: 1393-1407 より作成)
(日本消化管学会 編．便通異常症診療ガイドライン 2023―慢性便秘症，南江堂，p.8，2023.[1] より許諾を得て転載)

2）分類

表 2 のように慢性便秘症が分類されている[2]．この分類では，便秘の原因によって形態的変化を伴う器質性と変化を伴わない機能性に大別されている．器質性便秘はさらに大腸がんや腸管炎症による狭窄性便秘，直腸瘤や直腸脱などの器質性便排出障害による非狭窄性器質性便秘（小腸・結

表2 便秘の分類と機序

器質性便秘：解剖学的異常による	
狭窄性便秘	がんなどによる物理的通過障害
非狭窄性便秘	直腸瘤や直腸脱などの器質性便排出障害による
機能性便秘：機能障害による	
排便回数減少型便秘	①大腸通過遅延型便秘：便が大腸を通過する時間が遅延する ②大腸通過正常型便秘：過敏性腸症候群の便秘型など
排便困難型便秘	直腸・肛門での便排出障害
続発性（症候性）便秘：内分泌疾患，膠原病，神経疾患などの基礎疾患による	
薬剤性便秘：向精神薬，抗コリン薬，オピオイドなどの服用による	
特発性便秘：原因を特定できない	

（日本創傷・オストミー・失禁管理学会 編. 新版 排泄ケアガイドブック，照林社，p.71，表2，2021.[2] を参考に作成）

腸型と直腸・肛門型）に大別される．機能性便秘は症状の観点から，「排便回数減少型」と「排便困難型」に分類される．糞便が大腸内に滞った状態は排便回数減少型を意味するのに対し，直腸にある糞便が快適に排泄できない状態は排便困難型を意味する．この排便回数減少型と排便困難型はオーバーラップする可能性があることに留意する．その他に，続発性（症候性）便秘，薬剤性便秘（オピオイド誘発性便秘症を含む），特発性便秘がある．

3）便秘の要因

主な要因として，①十分量の糞便が形成されるに足る食事摂取の欠如，②消化管輸送能の低下，③排便の意図的抑制や便意の低下，肛門括約筋の弛緩不全などの直腸肛門機能異常による直腸内の便塊の排泄不全，の3つが複雑に絡み合って便秘病態を形成していると考えられている．高齢者では，腹筋力の低下で腹圧をかけられないため便秘になりやすい．

また，基礎疾患，内服薬剤，運動量の低下，水分摂取量の減少などの生活環境の変化も便秘を引き起こす．

4）排便に関する器官・構造と機能

排便に関わる器官には，小腸，結腸，直腸，肛門がある（図1）[3]．

直腸の最終部分は直腸膨大部という部位であり，ここを過ぎると急に狭くなり肛門管となる（図2）[3]．肛門管は不随意筋である内肛門括約筋と随意筋である外肛門括約筋からなる二重の円柱構造となっている．内肛門括約筋は常に一定の力で肛門を締めている．外肛門括約筋は内肛門括約筋を外側から囲み肛門管の随意的閉鎖に重要な役割を果たしている．

口に入った食物は胃で消化され，小腸で栄養分が吸収される．これと同時に胃に食物が到達した際，胃−結腸反射が起こり，結腸の大きな蠕動運動が起こるため，小腸にあった食物が大腸まで輸送される．S状結腸から直腸のあたりに便が到達すると，直腸肛門部に輸送されてきた便が一時的に保持され，その後排出できるようになる（図3）[4]．

正常な排便の一連の流れは以下のとおりである．便が直腸に到達し，直腸内に便が充満すると，直腸壁が伸展し，内肛門括約筋が引き伸ばされ，それに伴う直腸内圧の上昇が起こる．この直腸内圧が40〜50mmHg程度に達すると，骨盤神経を介して大脳で便意を感知し，内肛門括約筋が弛緩する．これと同時に，陰部神経を介して，外肛門括約筋，恥骨直腸筋が強く収縮し，便の保持

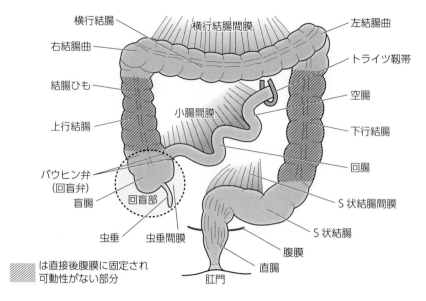

図1 消化管の区分と位置
（穴澤貞夫ほか．排泄リハビリテーション―理論と臨床，中山書店，p.33，図1，2013.[3] を参考に作成）

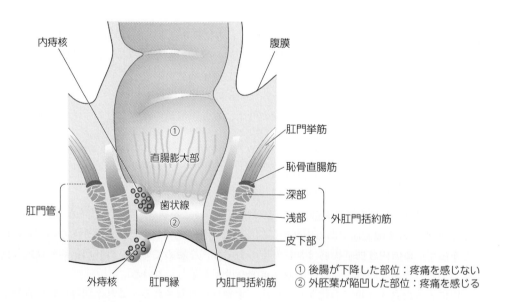

① 後腸が下降した部位：疼痛を感じない
② 外胚葉が陥凹した部位：疼痛を感じる

図2 直腸肛門部の解剖と成り立ち
（穴澤貞夫ほか．排泄リハビリテーション―理論と臨床，中山書店，p.36，図7，2013.[3] を参考に作成）

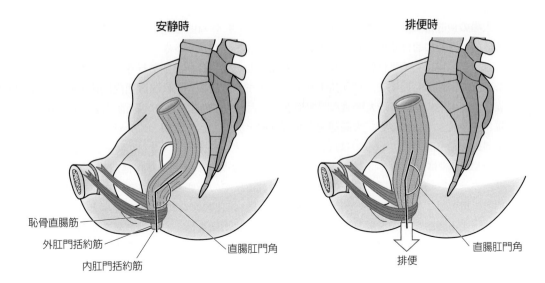

安静時　　　　　　　　　　　　　　　　排便時

恥骨直腸筋
外肛門括約筋
内肛門括約筋
直腸肛門角
排便
直腸肛門角

図3　安静時と排便時のシェーマ
(Lembo A, Camiller M. N Engl J Med 2003; 349 (14): 1360-1368. [4] を参考に作成)

が行われる．これを直腸肛門反射という．排便が不可能なタイミングで，排便を我慢するときは，外肛門括約筋と恥骨直腸筋が収縮し，直腸肛門角を鋭角化することで，便を外に漏らさないようする（図3左：安静時）．

　排便が可能なタイミングで，意図的に腹圧をかけていきむと同時に，外肛門括約筋と恥骨直腸筋の弛緩状態を保つと会陰が下降して，直腸肛門角が鈍角化することで，直腸が直線化し，排便がスムーズに行われる（図3右：排便時）．

　排便終了時には，便の通過によって拡張していた肛門が締まり，排便終了時に直腸内に便が残っていないのが正常な排便である（図3左：安静時）．

　以上のような正常な排便プロセスにおいて，骨盤底筋群の協調運動が障害されるまたは直腸知覚が障害されると機能性便排出障害型便秘となる．

5) 診断 [1]

　症状に基づいて診断される慢性便秘症は，問診や身体診察から基礎疾患や病態を推察し，薬剤性便秘症，症候性便秘症および狭窄性器質性便秘症の鑑別のために，血液検査，大腸内視鏡検査，腹部X線・注腸X線検査などの必要性を個別に判断して実施する．

　血液検査は患者の病歴や身体所見などから，基礎疾患や病態を推察し必要な検査項目を個別に判断する必要がある．便潜血検査は大腸がんのスクリーニング検査として有用性があることが報告されている．

　大腸内視鏡検査は主に腫瘍性疾患や炎症性疾患などに伴う狭窄性器質性便秘症の鑑別に有用である．

　腹部X線検査は，腸管ガスの貯留や腫瘍による腸管の圧排を観察することで，腸閉塞や結腸軸捻転などの器質的疾患の早期発見および除外診断に有用である．注腸X線検査は，大腸内視鏡検査と同様に，狭窄性器質性便秘症の除外が必要な患者に対して用いられる．

大腸の便貯留状況を評価する画像検査としては CT や MRI が用いられるほか，最近では，便秘の診断・診療における腹部超音波検査の有用性が報告されている[1,5]．

さらに，特に難治性慢性便秘症などを対象にした病態機能評価を行うため，専門的機能検査として，大腸通過時間検査，排便造影検査，バルーン排出検査，直腸肛門内圧検査および直腸感覚検査などが実施される．大腸通過時間検査は，大腸の蠕動運動能を客観的に評価する検査であり，排便回数減少型便秘症を，大腸通過遅延型便秘と大腸通過正常型とに分類するのに有用である．世界的に最も普及しているのは放射線不透過マーカー法である（ただしマーカー法で使用される SITZMARKS®は，2023 年 3 月時点において日本では薬事承認および保健収載がされていない）．マーカーを経口摂取してから肛門より排出されるまでの時間を評価する．排便造影検査は，経肛門的に造影剤とともに疑似便を直腸内に注入して，排便動作の直腸・S 状結腸と骨盤底筋群の動態を観察する動的な注腸 X 線検査である．バルーン排出検査は，直腸内に水を充満させたバルーンを留置して坐位での排出能を評価する．骨盤底筋協調運動障害などの機能性便排出障害の有無を評価する．直腸肛門内圧検査は，肛門括約筋の収縮力，努責時の直腸内圧変化，直腸肛門反射などを評価するために，直腸と肛門管の内圧を測定する検査である．直腸感覚検査は，直腸の感覚能を評価する検査で直腸バルーン感覚検査や直腸粘膜刺激閾値検査などがある．

2. 疫学的特徴

国民生活基礎調査では，「ここ数日の病気やけがなどで体の具合が悪いところ（自覚症状）がありますか？」の複数選択回答項目の消化器系の症状のひとつに便秘が含まれている．2019 年度国民生活基礎調査結果[6] より，年代別・男女別の便秘有訴者率（人口千対）を作成した（図 4）．10 歳代から 50 歳代までは，男性より女性の有訴者率が多い．しかし 60 歳代以降は，男女の差が小さくな

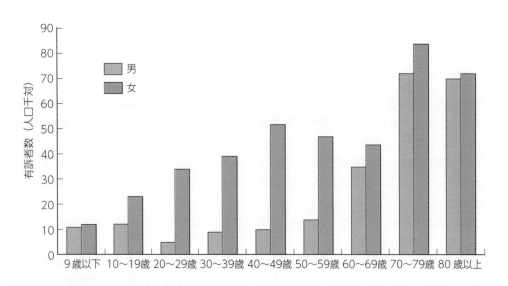

図 4　年代別・男女別の便秘有訴者率
（国民生活基礎調査　06 統計表（2 係修正 0629）（mhlw.go.jp）[6] を参考に作成）

り，80 歳代以上はほぼ同じ有訴率である．65 歳以上の便秘有訴者率（人口千対）は，男性 164，女性 181 であった．

　脳卒中発作後の患者の便秘有病率は 48%（95% confidence interval（CI）33〜63%）と報告されている[7]．脳卒中のタイプ別にみると，虚血性 51%（95%CI 27〜75%），出血性 66%（95%CI 40〜91%）であり，脳卒中タイプによって異なった．また，病期の段階では急性期 45%（95%CI 36〜54%），リハビリテーション期 48%（95%CI 23〜73%）であった．

　療養病床群入院患者 202 名を対象とした調査[8]では，168 名（83%）に毎日または頓用にて下剤が処方されていた．排泄方法に関係なく 70% 以上に下剤が処方され，特におむつ使用者（159 名）おいては，下剤処方有が 86% であった．脳血管障害あり 87%（119/137）に下剤処方がみられた．

3. 排便ケアにおける便秘アセスメント

1）アセスメントと看護ケアの目的と方法

　排便ケアにおける便秘アセスメントと看護ケアの目的は，排便に関する不快感やニードをいつも伝えることができるとは限らない成人患者の排便，特に便秘に関するアセスメントを示し，これを推奨することによって，早期に適切な便秘改善ケアを実施し，腸閉塞や腸穿孔を予防するとともに，本来排出すべき糞便を快適に排出できるようになることを目指すことである．

　排便ケアの体系では，便秘の疑いの有無の判断を行い，次に腹部，肛門症状，原疾患の病態，画像検査，排便動作，生活習慣の観察・情報収集を行う．観察・情報収集の結果から便秘の評価を行い，それに応じた排便ケアの計画を立て，実施する．これらによって，安全・安楽で，できる限り自立した排便の実現を目指す（図 5）．

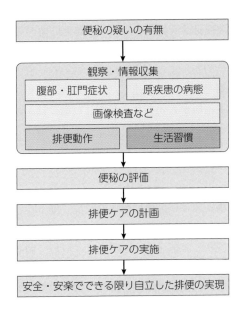

図 5　排便ケアの体系

また，排便ケアの便秘アセスメントと看護ケアは，医師，看護師，薬剤師，理学療法士，作業療法士，管理栄養士，介護職，医療ソーシャルワーカー，家族などのチームで行う．

2) アセスメントに基づく看護ケア選択のためのアルゴリズム

安全で快適な排便の実現に向けた，情報収集とアセスメント，それらに基づく目標設定と看護ケア選択の流れを図6に示す．このアルゴリズムは，AMED（日本医療研究開発機構）長寿科学研究開発事業「アドバンストな看護技術を導入した在宅・介護施設療養者の摂食嚥下・排泄を支える多職種連携システムの構築」で開発された．研究では，「超音波画像診断装置による観察でのケア選択」において標準化を行った．

アルゴリズムの対象は18歳以上の成人で，排便に関する不快感やニードがあっても，いつも正しく伝えられるとは限らない者，または脊損患者のように排便支援が必要な者である．

不快感やニードがあっても，いつも伝えられるとは限らない者とは，具体的には，脳血管疾患，脳機能障害，意識障害，認知症，脊髄損傷，パーキンソン病，難病の患者や終末期患者を想定している．また，加齢などによる直腸の感覚鈍麻を有する者，排便抑制を継続的に行うことで便意が失われている対象者も含まれる．

本ガイドラインのCQはこのアルゴリズムの流れに沿って立てている．看護師は，問診，排便日誌などから，便秘疑いの有無を確認する．

便秘の疑いがあるとされた場合，緊急性のある合併症として腸閉塞をすでに発症している場合があるので，まずは腸閉塞の有無を確認する．腸閉塞は腸管内腔の物理的閉塞を指し，便の貯留が要因となり生じる．腹部症状では問診で腹部膨満，腹痛，嘔気・嘔吐，排便がないなどの症状，聴診で腸蠕動音の亢進とメタリック音，または腸蠕動音減弱の有無を確認する．これらの症状があった場合，医師の指示により画像検査として，腹部X線検査またはCT/MRI検査が実施され，拡張腸管と閉塞部遠位の虚脱腸管が確認される．

緊急性のある合併症がないと判断された場合は，身体診査技術（視診・聴診・打診・触診）を用いた系統的なアセスメントを実施し，便秘に関連する症状を把握したうえで，直腸便貯留について直腸肛門指診または超音波画像診断装置を用いて直腸便貯留の観察を行う．

本ガイドラインのシステマティックレビューでは，身体診査技術には，患者・家族を含む介護者への問診から得る情報も含めた．また，便秘尺度も含めた．直腸便貯留の観察には直腸指診，超音波画像診断装置での観察を含めた．上述したアセスメントでは，便秘の病態分類を行うことは必ずしもできないため，主治医が必要ありと判断した場合は，医師の指示のもと専門的な排便機能検査が行われる．

3) アセスメント方法
(1) 問診[1]

症状，病歴，服薬，排便様式および排便に関する環境，警告症状や危険因子について，本人，家族または介護者から聞き取りを行う．

症状では，排便回数，便性状，腹部症状，肛門症状について問診する．病歴では病悩期間，発症のきっかけ，併存疾患，内服薬，手術歴，出産歴について聴取し，服薬では特に下剤，坐薬，浣腸の使用について聴取する．排便様式および排便に関する環境では，排便リズム，朝食摂取の有無，トイレ環境，排便姿勢などを聴取する．また，食事内容，ストレスの状況などについても聴取する．

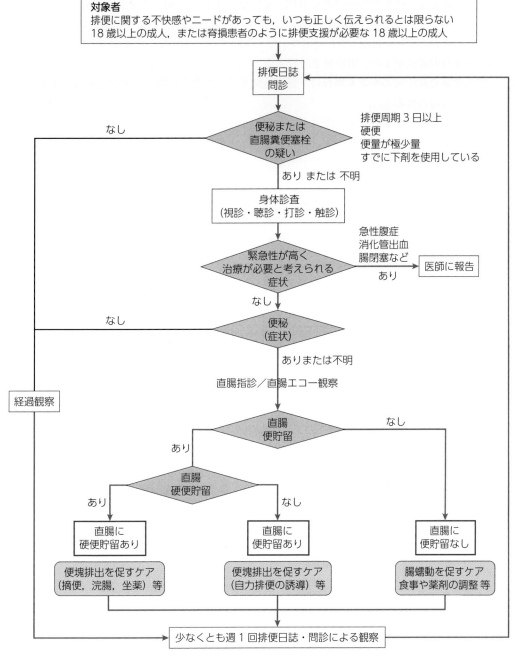

対象者
排便に関する不快感やニードがあっても，いつも正しく伝えられるとは限らない
18歳以上の成人，または脊損患者のように排便支援が必要な18歳以上の成人

排便日誌
問診

便秘または
直腸糞便塞栓
の疑い

なし

排便周期3日以上
硬便
便量が極少量
すでに下剤を使用している

あり または 不明

身体診査
（視診・聴診・打診・触診）

緊急性が高く
治療が必要と考えられる
症状

急性腹症
消化管出血
腸閉塞など

あり

医師に報告

なし

便秘
（症状）

なし

ありまたは不明

直腸指診／直腸エコー観察

経過観察

直腸
便貯留

なし

あり

直腸
硬便貯留

あり

なし

直腸に
硬便貯留あり

直腸に
便貯留あり

直腸に
便貯留なし

便塊排出を促すケア
（摘便，浣腸，坐薬）等

便塊排出を促すケア
（自力排便の誘導）等

腸蠕動を促すケア
食事や薬剤の調整 等

少なくとも週1回排便日誌・問診による観察

注意事項：便貯留の有無のアセスメント結果に関わらず，便秘であると判断できない場合は，
他のアセスメント結果も含めて総合的に判断し，経過観察とする
直腸エコー：直腸超音波検査

図6　排便ケアにおける便秘アセスメントに基づく看護ケア選択のためのアルゴリズム

Part 1 ● 便秘の基本的特徴

警告症状では，排便習慣の急激な変化，予期せぬ体重減少（6ヵ月以内で3kg以上），血便，発熱，関節痛について聴取するほか，異常な身体所見（腹部腫瘤の触知，腹部の波動，直腸指診による腫瘤の触知，血液の付着）の有無についても確認する．危険因子では50歳以上での発症，大腸器質的疾患の既往歴または家族歴を聴取する．

　警告症状や危険因子がある場合は，腫瘍疾患や炎症性疾患の鑑別診断に必要な検査が医師の指示によって行われる．

　肛門を塞ぐような硬く大きな糞便（糞便塞栓）があると，口側からくる軟便や液状便が漏れ出たり，糞便塞栓の液体成分だけが流れ出たりして，下着や肛門周囲が汚れることがある．この場合は，便秘でないと判断されるリスクがある．

（2）排便日誌

　排便日誌により，患者の排便状況を把握し，便秘疑いの有無を判断する．排便日誌として統一された書式はなく，各施設，またはケア実施者が利用しやすい書式を作成し，利用している．日誌に記載されている項目は，排便時刻，便意，便形状，排便量，薬剤（下剤，浣腸，坐薬）の使用，摘便などである．

　便秘の判断基準は一般的に排便周期が3日以上，便形状が硬便である，便量が少ない，残便感ありなどで，これらを総合的に判断して便秘と評価する．便の直接的な観察や残便感などの自覚症状は必ずしも得られるわけではないため，排便周期3日以上を便秘の疑いを判断する際の目安とする．記録上の注意点として，排便がなかった日は，なかったことを記録し，排便がいつあったか視覚的にわかるように記録する．

（3）便形状・量などの評価

①ブリストル便形状スケール（Bristol stool form scale：BSFS）

　客観的評価用としてブリストル便形状スケール[9~11]が広く用いられている（図7）．タイプ3から5までが健常の糞便であり，タイプ1と2が便秘の糞便（硬便），タイプ6と7が下痢の糞便で

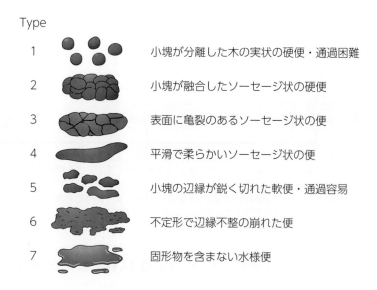

Type

1　小塊が分離した木の実状の硬便・通過困難

2　小塊が融合したソーセージ状の硬便

3　表面に亀裂のあるソーセージ状の便

4　平滑で柔らかいソーセージ状の便

5　小塊の辺縁が鋭く切れた軟便・通過容易

6　不定形で辺縁不整の崩れた便

7　固形物を含まない水様便

図7　ブリストル便形状スケール
（O'Donnell LJD, et al. Br Med J 1990; 300: 439-440. [11], Longstreth GF, et al. Gastroenterology 2006; 130: 1480-1491）

ある．便が硬いほど消化管の通過時間が長く，軟らかいほど通過時間が短いと推定できる．

②便量の評価

便量の評価として統一された方法はない．具体的には，「極少量，うずら卵位の量，鶏卵位の量，バナナ大の量，たくさん」[2]，「付着程度，ウサギの糞大，ウズラの卵大，鶏卵大，バナナ大，バナナ1本以上，水様便」[12]，などがある．また，便の硬さに応じた量の目安を設定し，1（SS）から5（LL）に設定したもの[13]もある．さらに，便の硬さと便量を組みあわせたキングスツールチャート[14]，簡易版セントスケール[15]もある．その他に，便形状評価ツールとして排便量，便の色，便形状を評価する腸みえるシート®の妥当性が報告されている[16,17]．

(4) 便秘の有無と重症度に関する自己評価表[18,19]

複数存在するが，ここではよく用いられている3つについて説明する．

①Constipation Assessment Scale（CAS）[20]

オピオイドの副作用として起こるがん患者のケアのために開発された．8項目，お腹がはった感じまたはふくれた感じ，排ガス量，便の回数，直腸に内容が充満している感じ，排便時の肛門の痛み，便の量，便の排泄状態，下痢または水様便，以上で構成される．過去1週間の状況について，いずれの項目も0（問題なし）から2点（とても問題である）で回答し，合計0から16点である．1点以上が便秘を示す．

本邦では，深井らが日本語版便秘評価尺度として，健康学生[21]，健康老人[22]，認知症のない障害高齢者[22]を対象に，信頼性と妥当性の検証を行った（表3）[22]．5点以上の場合，看護上問題視すべ

表3　日本語版 CAS ver.2 の回答様式

質問項目	三者択一の選択肢	
	ST 版	MT 版，LT 版
1. お腹がはった感じ，ふくれた感じ	ない 少しある とてもある	ない ときどきある いつもある
2. 排ガス量	ふつうまたは多い 少ない とても少ない	ふつうまたは多い ときどき少ない いつも少ない
3. 便の回数	ふつうまたは多い 少ない とても少ない	ふつうまたは多い 少ない とても少ない
4. 直腸に内容が充満している感じ	全然ない 少しある とてもある	全然ない ときどきある いつもある
5. 排便時の肛門の痛み	全然ない 少しある とてもある	全然ない ときどきある いつもある
6. 便の量	ふつうまたは多い 少ない とても少ない	ふつうまたは多い 少ない とても少ない
7. 便の排泄状態	らくに出る 少し出にくい とても出にくい	らくに出る ときどき出にくい いつも出にくい
8. 下痢または水様便	ない 少しある とてもある	ない ときどきある いつもある

ST：short term（当日または過去数日間），MT：middle term（過去1週間），LT：long term（過去1ヵ月間）
（深井喜代子．看護研究 1995; 28: 209-216.[22]より引用）

き便秘としている。多様な対象者に尺度を利用できるように，3通りの期間で分けている。具体的には，排便の状態を過去1ヵ月間（long term）で評価するLT版，過去1週間（middle term）で評価するMT版，当日または数日間（short term）で評価するST版がある。

②Constipation Scoring System (CSS)[23]

8項目［排便回数，排便困難：痛みを伴う排便努力，残便感，腹痛，排便に要する時間，排便補助の有無，排便しようとしても出なかった回数/24時間，便秘の病悩期間（年）］で構成される（表4）。排便補助の項目以外は，0から4点で，排便補助は0から2で回答し，合計は0から30点である。15点以上が便秘を示す。

表4　便秘重症度スコア（Constipation Scoring System：CSS）

評価項目	0	1	2	3	4
排便回数	1〜2回/1〜2日	2回/週	1回/週	1回未満/週	1回未満/月
排便困難：痛みを伴う排便努力	全くない	1回未満/月	1回/月以上だが1回/週未満	1回/週以上だが1回/日未満	1回/日以上
残便感	全くない	1回未満/月	1回/月以上だが1回/週未満	1回/週以上だが1回/日未満	1回/日以上
腹痛	全くない	1回未満/月	1回/月以上だが1回/週未満	1回/週以上だが1回/日未満	1回/日以上
排便に要する時間	5分未満	5〜9分	10〜19分	20〜29分	30分以上
排便補助の有無	なし	下剤	用指介助または浣腸	－	－
排便しようとしても出なかった回数/24時間	0	1〜3回	4〜6回	7〜9回	10回以上
便秘の病悩期間(年)	0	1〜5年	6〜10年	11〜20年	21年以上
合計					

（日本創傷・オストミー・失禁管理学会 編. 新版 排泄ケアガイドブック，照林社，p.238，表4，2021.[2] より引用）

③Patient Assessment of Constipation – Symptom Questionnaire (PAC- SYM)[24, 25]

慢性便秘症の頻度と重症度についてアセスメントするために開発された。腹部症状（4項目），直腸症状（3項目），排便状況（5項目）の12項目についてここ2週間の状況について各症状の程度を自己評価する。程度は，0：absence（なし），1：mild（弱い），2：moderate（中等度），3：severe（強い），4：very severe（とても強い）のリカートスケールであり，総点は0〜48点である。本邦においても，オピオイド誘発慢性便秘症のがん患者の評価に使用されている[26]。

(5) QOL評価

便秘症状を有する対象者のQOLを測定する疾患特異的尺度として，Patient Assessment of Constipation Quality of life（PAC-QOL）[27]，Constipation-related Quality of Life measure[28] がある。前者は，日本語の信頼性と妥当性が検証され，Japanese version of the patient assessment of constipation quality of life：JPAC-QOL）として使用されている（表5）[29]。これは，便秘に関連した4つのドメインとその下位尺度の全28項目からなる質問票で，過去2週間の症状を「0：全然ない」〜「4：極度に」の5段階で評価する。得点が低いほうが，QOLが高いことを示す。なお18，25〜28番目の項目だけ肯定的な内容になっているため，実際に使用する際は，自分が置かれている状況をコントロールできてい

表5 JPAC-QOL

Physical discomfort score
1. 腹部がはちきれそうなくらい張っていると感じましたか？
2. 便秘のせいで体が重くなったように感じましたか？
3. 体に不快を感じましたか？
4. 排便しなければと思ったのに，出ないことがありましたか？

Psychosocial discomfort score
5. 他の人といっしょにいて，恥ずかしいと感じることがありましたか？
6. 排便できないために食べる量が徐々に減ってくることがありましたか？
7. 食べるものに気をつける必要がありましたか？
8. 食欲が落ちましたか？
9. （例えば友人宅などで）自分が食べる物を選ぶことができないと心配に感じたことはありましたか？
10. 外出中に，トイレに長時間入っていることで恥ずかしい思いをしたことはありますか？
11. 外出中に，トイレに何度も行くことで恥ずかしい思いをしたことはありますか？
12. 旅行中や外出中に，生活のリズムが変わってしまうことで心配になることがありましたか？

Worries/concerns score
13. 便秘のせいでイライラすることがありましたか？
14. 便秘のせいで気持ちの動揺がありましたか？
15. 便秘のことで頭がいっぱいになることがありましたか？
16. 便秘によるストレスを感じることがありましたか？
17. 便秘のせいで自分に自信を持てなくなることがありましたか？
18. 自分が置かれている状況をコントロールできていると感じましたか？
19. いつ便意を催すかわからないので，心配でしたか？
20. 排便する必要があるときにできないかもしれないと心配でしたか？
21. 排便できないことでますます心配になることがありましたか？
22. 症状が悪化するのではないかと不安になりましたか？
23. 体が正常に機能していないと感じましたか？

Satisfaction score
24. 自分が期待したより排便の回数が少ないと感じましたか？
25. 排便の回数について満足していますか？
26. 自分の排便の周期に満足していますか？
27. 腸の働きに満足していますか？
28. 受けた治療に満足していますか？

過去2週間の症状を「0：全然ない」〜「4：極度に」の5件法で評価 スコアが低いほうがQOLが高いことを示す（項目18，25〜28については，スコアが低いとQOLも低くなるため，解析では逆転させて集計している）

（吉良いずみ. 日本看護研究学会雑誌 2013; 36: 119-127.[29] より引用）

ないと感じましたか？」の質問文に変更することを推奨する．あるいは点数を逆に付ける（reverse coding）という方法も選択できる．

(6) 身体診察

腹部の視診，聴診，打診，触診の順で行う．視診では，皮膚の異常（手術痕の確認など），静脈の怒張の有無，腹部の外形・輪郭（腹部膨隆），表面の動き（蠕動不穏），臍の位置，色調・形状を観察する．

聴診で腸の蠕動音の確認を行う．右下腹部に聴診器膜面を当て，最低1分間聴取する．正常では，5から15秒ごと，不規則に蠕動音が聴こえる．内容物によって音の性状も異なり，食事・排泄・ストレスなども影響するため，個人差がある．

打診では，腸管では鼓音が聴かれるが，便塊の貯留部位では，濁音となる．腸の蠕動運動が低下しガスの貯留が多くなると，鼓音が亢進し，より響く部位が増加する．さらに腸管に閉塞や狭窄がある場合は金属音が聴取されるが，閉塞により腸液や便塊が貯留するため濁音が聴取される

こともある.

　触診では，便秘時に左下腹部（S状結腸付近）に便塊が触れる．やせている人でもS状結腸の便塊を触知することがある.

(7) 直腸肛門視診・肛門周囲触診・直腸肛門指診

　直腸肛門視診では，肛門部やその周囲皮膚を観察する．肛門周囲の皮膚障害の有無とその程度，瘢痕や変形，肛門のゆるみの有無と程度をみる．直腸脱の有無，粘液・便漏れ，会陰下垂，子宮脱，膣脱，見張りいぼ，瘢痕の有無を確認する．患者の安静時と努責時の双方で観察を行う.

　肛門周囲触診では，肛門周囲皮膚の硬結や腫脹の有無の程度，圧痛の有無と程度の観察を行う.

　直腸肛門指診では，便塊の存在の有無，肛門括約筋の収縮の状態を観察する．また，直腸肛門指診フィジカルアセスメントを実施した指への血液の付着の有無も観察する.

(8) 超音波検査（エコー検査）

　近年，超音波画像診断装置を用いてベッドサイドでの直腸における便貯留観察が普及しつつある[30]．対象者を仰臥位にし，恥骨上縁にエコープローブを当てると直腸を観察することができる（図8）．横断走査でエコープローブを当てたとき，エコー画像上で，膀胱の背側に位置する半月型あるいは三日月型の高エコー域が観察された場合は，直腸に便塊貯留があると判断する（図9）．硬便塊がある場合は，三日月型の強い高エコー域と音響陰影（acoustic shadow：AS）の双方が観察される．三日月型の強い高エコー域の長径が4.5 cm以上の場合は自力での排出が困難な糞便塞栓が疑われる．糞便塞栓とは，大きな硬便が直腸を占拠し肛門を通らない状況である.

　一般的には経腹からのアプローチが利用されるが，膀胱内に尿が貯留していない場合，消化管ガスが多い場合は観察できないことがある．その場合は経臀裂アプローチによる観察を選択することも可能である[30]．経臀裂アプローチでは，対象者を側臥位とし，さらに膝を屈曲させた状態で臀裂部にエコープローブを当てる．経腹アプローチと同様に，便貯留がある場合は高エコー域が観察される（図10）.

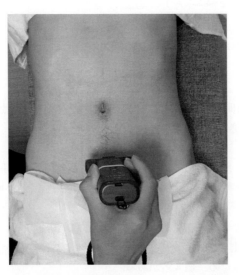

図8　直腸観察時のエコープローブの走査
横断走査で恥骨上縁にエコープローブを当てている様子.

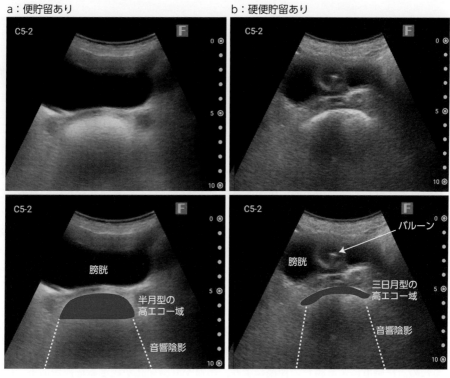

図9　直腸に便貯留がある場合のエコー画像（横断像）

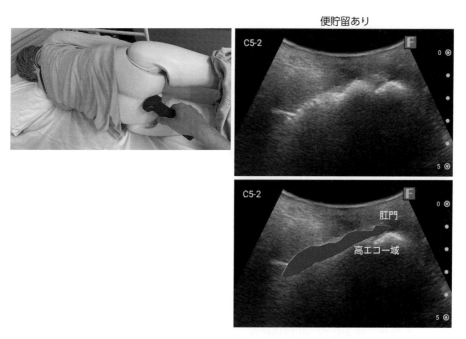

図10　経臀裂アプローチでのエコープローブ走査とエコー画像

4. アセスメントに基づく看護ケアの選択

排便ケアにおける便秘アセスメントに基づく看護ケアとは，便塊排出を促すケア，腸蠕動を促すケア，食事や薬剤調整などがある．

1) 便塊排出を促すケア

(1) 摘便

摘便は，自然排便ができない患者，麻痺や直腸肛門機能障害があるなどの理由で腹圧がかけられない患者に対して便を用手的に排出するケアである．特に，糞便塞栓が疑われる者，排便困難型便秘で坐薬・浣腸後にも排便がみられない者を対象に行う．合併症として直腸粘膜の損傷による出血，直腸穿孔，迷走神経反射に伴う血圧低下があるため，十分に注意して実施する．

方法として，まず，手袋を装着した指に潤滑剤を付ける．左側臥位にて，指で肛門をタッピングし，肛門が弛緩したら，指を優しくゆっくり6～8cm程度挿入する．直腸壁の便塊を剥がし，大きな塊は崩して便を取り出す．

(2) 浣腸，坐薬

左側臥位にて，チューブを挿入し，40℃程度に温めた浣腸液を，50mL程度までの少なめの量で，ゆっくり注入する．糞便塞栓（肛門を塞ぐような硬く大きな糞便）の場合，腸管の血流低下があるため，浣腸液による腸管の伸展により，出血や直腸穿孔が起きる危険がある．出血がみられた場合にはグリセリンが血管内に入り，溶血を起こすおそれがあるため，慎重に行う必要がある．また，加齢による外肛門括約筋の収縮力低下や，認知機能の低下があると，注入後に排便を我慢できず，失禁してしまう可能性があるため，便秘の種類だけでなく，全身状態を加味して実施する．

坐薬には，直腸内で炭酸ガスを発生して直腸内圧を高めることで便排出を促す坐薬と直腸粘膜に直接作用して蠕動運動を促進することで便排出を促す坐薬の2種類がある．

(3) バイオフィードバック

目にみえない生体の反応を，科学技術を使い，光や音などの形式に変換しその情報を視覚や聴覚によってフィードバックすることで効果的に訓練を強化する方法である．実際には排便時の前傾姿勢と努責時に腹圧のかけ方の指導とともに，肛門筋電計や肛門内圧計，直腸バルーンなどを用いて患者に肛門の動きを意識化させることによって，骨盤底筋協調運動障害を改善する．バイオフィードバックの適応は，「便通異常症診療ガイドライン2023―慢性便秘症」[1] において，骨盤底筋協調運動障害による慢性便秘症であると記載されている．骨盤底筋協調運動障害は，排便時に恥骨直腸筋を含めた骨盤底筋や肛門括約筋をうまく弛緩できない病態である．

肛門筋電計として，医療用筋電計システムで筋電図のバイオフィードバックトレーニング機器を使用したトレーニング方法を行う．腹筋を十分に収縮させて腹圧を上昇させると同時に，骨盤底筋を収縮させずに弛緩状態を保てていることを確認するため，あるいはその適切な指導のために，1チャネルを腹筋に，もう1チャネルを骨盤底筋に使用することで双方の表面筋電図を同時に表示し，計測する．肛門内圧計を用いる場合は，肛門内圧マイクロトランスデューサーを用い，センサーを肛門に挿入して，肛門括約筋の実際の動きを患者とともに数値をモニターで確認しながらトレーニングを行う．直腸バルーンを用いる場合は，直腸内に挿入したバルーン（風船）を便に見立てて押し出すようなトレーニングを行う．

骨盤底筋協調運動障害による慢性便秘症に対するバイオフィードバック療法は有効であるが，その専門性が高いため，専門的に行っている施設での治療が推奨されている[1].

(4) 骨盤底筋体操

骨盤底筋体操は，尿・便失禁や骨盤臓器脱の予防・治療のための骨盤底筋収縮訓練である．骨盤底筋協調運動障害に対するバイオフィードバック療法での骨盤底筋弛緩訓練が副次的効果をもたらすと考えられるが，便秘を改善するエビデンスに乏しい[31].

(5) 強制排便法[2]

強制排便の共通目標は，定期的な直腸（結腸全体）の空虚化であり，まとまった量の便を一度に排出し，残便をなくすことである．逆行性と順行性がある．

逆行性洗腸は，肛門から注入した水を盲腸まで到達させ，結腸全体の便を一気に排泄させることを目的としている．現在保険診療上行える強制排便は，「経肛門的自己洗腸」と呼称され，医学的には「経肛門的洗腸療法」や「逆行性洗腸療法」と呼ばれている．1～2日に1回，300～1,000 mLの微温湯を経肛門的に直腸に注入し，直腸と左側結腸を可及的に空虚にすることで便失禁を防いだり便秘症状を改善したりする治療法である．

逆行性洗腸療法は経肛門的洗腸療法とも呼ばれ，日本では2016年に経肛門的洗腸療法に使用可能な器具としてペリスティーン®アナルイリゲーションシステムが薬事承認された．2018年より「在宅経肛門的自己洗腸指導管理料」として診療報酬算定が認められ，2021年より材料費加算がつくようになった．適応できるのは3ヵ月以上の保存的治療によっても十分な改善を得られない脊髄障害を原因とする排便障害になっている．

一方，順行性洗腸は，腹部の注入口と結腸をつなぎ，上行結腸へ浣腸液を注入し，結腸全体の便を一気に排泄させることを目的としている．手術にて虫垂を盲腸から切り離し，その部分は縫い合わせ，虫垂は逆にし，遠位側を盲腸の粘膜下トンネルを通して縫合する．こうして逆流防止機構をきかせて，虫垂の一方を腹部に開けられた穴に注入口として造設する．この細い路からカテーテルを通して，結腸にアクセスできることになる．小児期に治療を要する二分脊椎症の患者に対し，小児領域の泌尿器科や外科医師によってこれらの手術が行われることもある．

2) 腸蠕動を促すケア

(1) 生活習慣の改善

「便通異常症診療ガイドライン2023―慢性便秘症」[1]において「慢性便秘症に生活習慣の改善や食事指導・食事療法は有効である」と記載されている．慢性便秘症に対する運動療法としては，特に有酸素運動で症状改善に効果があると報告されている[32].また，1日15分，週5回の腹壁マッサージが慢性便秘症に有効とする報告がある[33].さらに，先に述べたガイドラインに記載はないが，下腹部または腰背部の温罨法が慢性便秘に有効とする報告もある[34,35].

3) 食事や薬剤調整

(1) 食事療法

食事は便性状を軟らかくし，腸の動き活発にする食品を摂取する．具体的には，不水溶性食物繊維，水溶性食物繊維，発酵食品などである．咀嚼や嚥下に問題があり，十分な食事や食物繊維の量が摂取できない場合は，サプリメントを使用する．

(2) プロバイオティクス

プロバイオティクスは「適正量を摂取することにより宿主の健康に有益な作用をもたらす生きた微生物」と定義され，腸内細菌叢バランスを改善することなどにより生体に有益な作用をもたらすことが期待されている．「便通異常症診療ガイドライン 2023—慢性便秘症」[1] では「慢性便秘患者にある種のプロバイオティクスは排便回数の増加，腹部症状の改善に有効である」とされている．

(3) 薬物療法

瀉下薬または便秘薬（下剤）ともいう．各薬剤の種類，作用，販売名または一般名を表6にまとめた．

表6　便秘薬の種類，作用，販売名

種類		作用	販売名 / 一般名
①プロバイオティクス		整腸作用のある善玉菌	(販売名) エンテロノン -R， ラック B-R など（乳酸菌）， ビオフェルミン， ラック B（ビフィズス菌）， ミヤ BM（酪酸菌）
②膨張性下剤		ヒトの消化酵素では消化しないセルロース製剤で，腸管上皮から水分を便に移し便量を増加させ腸管を刺激して蠕動運動を起こす	(一般名) カルボキシメチルセルロース， ポリカルボフィルカルシウム
③浸透圧性下剤	塩類下剤	腸から吸収されにくい塩類により腸内の浸透圧を上げて腸管上皮から水分を便に移して便量を増加させ，蠕動運動を刺激する	(一般名) 酸化マグネシウム， クエン酸マグネシウム， 水酸化マグネシウム， 硫酸マグネシウム
	糖類下剤	ヒトの消化酵素では消化しない二糖類で，腸内の浸透圧を上げて腸管上皮から水分を便に移し便量を増加させ腸管を刺激して蠕動運動を起こす	(一般名) ラクツロース，D- ソルビトール， ラクチトール
	浸潤性下剤	界面活性作用により便の表面張力を低下させ，水分の少なくなった硬直便に水分を浸透させる	(一般名) ジオクチルソジウムスルホサクシネート
	浸透圧性下剤（高分子化合物）	特殊組成電解質で水溶液が機械的に腸管内を洗浄する．	(一般名) ポリエチレングリコール
④刺激性下剤	アントラキノン系	腸内細菌や消化管内の酵素により加水分解され活性体となり，大腸の筋層間神経叢に作用して高振幅大腸収縮波を促進し，腸管からの水分吸収を抑制し瀉下作用を有する．作用は強いが長期連用により習慣性が生じる	(一般名) センノシド，センナ，アロエ
	ジフェニール系		(一般名) ビサコジル， ピコスルファートナトリウム水和物
⑤上皮機能変容薬	クロライドチャネルアクチベーター	機能性脂肪酸化物であり，小腸の腸管内腔側に存在する ClC-2 クロライドチャネルを活性化し，腸管内に浸透圧性の水分分泌を促進することにより，便を軟らかくして小腸管内の便輸送を高めて排便を促進する	(一般名) ルビプロストン
	グアニル酸シクラーゼC受容体アゴニスト	14 種類のアミノ酸からなる合成ペプチドであり，グアニル酸シクラーゼC受容体の刺激を介して，腸間上皮細胞内の cGMP 量を増加させる．増加した cGMP は CFTR の活性化を介して腸液の分泌を促進する	(一般名) リナクロチド
⑥消化管運動賦活薬	5-HT₄ 受容体刺激薬	消化管壁内の Auerbach 神経叢に存在する 5-HT₄ 受容体を選択的に刺激する	本薬は日本では使用できない
⑦漢方薬		各漢方薬により異なる	(一般名) 大黄甘草湯，麻子仁丸 大建中湯など
⑧胆汁酸トランスポーター阻害薬		胆汁酸吸収を阻害し，水分分泌と大腸の運動を亢進させる	(一般名) エロビキシバット

アゴニスト：薬物で受容体と結合した際に作用を増したり，発現したりする場合をいう．

文献

1) 日本消化管学会 編. 便通異常症診療ガイドライン 2023—慢性便秘症, 南江堂, 東京, 2023.
2) 日本創傷・オストミー・失禁管理学会 編. 新版 排泄ケアガイドブック. 照林社, 東京, 2021.
3) 穴澤貞夫, 後藤百万, 高尾良彦ほか 編. 排泄リハビリテーション—理論と臨床, 中山書店, 東京, 2009.
4) Lembo A, Camiller M. Chronic constipation. N Engl J Med 2003; **349** (14): 1360-1368.
5) Matsumoto M, Misawa N, Tsuda M, et al. Expert consensus document: diagnosis for chronic constipation with faecal retention in the rectum using ultrasonography. Diagnostics 2022; **12** (2): 300.
6) 国民生活基礎調査　06 統計表（2 係修正 0629）（mhlw.go.jp）
7) Li J, Yuan M, Liu Y, et al. Incidence of constipation in stroke patients. A systematic review and meta-analysis. Medicine 2017; **96**: e7225.
8) 平野芳子, 大川恵津子, 嶋田美江ほか. 療養型病床群における排便状態と下剤処方の実態調査. Expert Nurse 2004; **20** (10): 70-72.
9) O'Donnell LJD, Virjee J, Heaton KW. Detection of pseudodiarrhoea by simple clinical assessment of intestinal transit rate. Br Med J 1990; **300**: 439-440.
10) Heaton KW, Radvan J, Cripps H, et al. Defecation frequency and timing, and stool form in the general population: a prospective study. Gut 1992; **33**: 818-824.
11) Blake MR, Raker JM, Whelan K. Validity and reliability of the Bristol Stool Form Scale in healthy adults and patients with diarrhoea-predominant irritable bowel syndrome. Aliment Pharmacol Ther 2016; **44**: 693-703.
12) 榊原千秋. おまかせうんチッチ, 木星舎, 福岡, 2019.
13) 小山彰子, 横山弥枝. 特別養護老人ホーム入所高齢者における排便状況の探索的検討. 栄養学雑誌 2021; **79** (3): 151-161.
14) 大柳奈緒子, 海津聖奈子, 工藤彩美ほか. 排便量・便性状の認識統一への試み：排便スケール表を作成して. ベストナース 2020; **31** (4): 58-45.
15) 佐藤つや子, 阿部広美. 便性状・量の表現を標準化する方策の検討：ブリストルスケール・排便量スケール導入の効果. 第 39 回長野県看護研究学会, p.23-26, 2018.
16) Ohno H, Murakami H, Tanisawa K, et al. Validity of an observational assessment tool for multifaceted evaluation of faecal condition. Scientific Reports 2019; **9**: 3760.
17) 大野治美, 村上晴香, 中渇　崇ほか. 習慣的な排便状況と便性状を評価する新しい質問票の再現性・内的妥当性の検討. 日本公衛誌 2021; **68**: 92-104.
18) Mccrea GL, Miaskowski C, Sttotts NA, et al. Review article: self-report measures to evaluate constipation. Aliment Pharmacol Ther 2008; **27**: 638-648.
19) Sharma A, Rao SSC, Kearns K, et al. Review article: diagnosis, management and patient perspectives of the spectrum of constipation disorders. Aliment Pharmacol Ther 2021; **53**: 1250-1267.
20) McMillan SC, Williams FA. Validity and reliability of the constipation assessment scale. Cancer Nurs 1989; **12** (3): 183-188.
21) 深井喜代子, 杉田明子, 田中美穂. 日本語版便秘評価尺度の検討. 看護研究 1995; **28**: 201-207.
22) 深井喜代子, 塚原貴子, 人見裕江. 日本語版便秘評価尺度を用いた高齢者の便秘評価. 看護研究 1995; **28**: 209-216.
23) Agachan F, Chen T, Pfeifer J, et al. A constipation scoring system to simplify evaluation and management of constipated patients. Dis Colon Rectum 1996; **39**: 681-685.
24) Frank L, Kleinman L, Farup C, et al. Psychometric validation of a constipation symptom assessment questionnaire. Scand J Gastroenterol 1999; **34**: 870-877.
25) Larsen MB, Bachmann HH, Søborg B, et al. Prevalence of self-reported abdominal symptoms among 50-74-years-old men and women eligible for colorectal cancer screening: a cross-sectional study. BMC Cancer 2021; **21**: 910.
26) Harada T, Imai H, Fumita S, et al. Opioid-induced constipation in patients with cancer pain in Japan (OIC-J study): a post hoc subgroup analysis of patints with gastrointestinal cancer. Int J Clin Oncol 2021; **26**: 104-110.
27) Marquis P, Lodge CDL, Dubois D, et al. Development and validation of the patient assessment of constipation quality of life questionnaire. Scand J Gastroenterol 2005; **40**: 540-541.
28) Wang JY, Hart SL, Lee J, et al. A valid and reliable measure of constipation -related quality of life. Dis Colon Rectum 2009; **52**: 1434-1442.
29) 吉良いずみ. 日本語版 The Patient Assessment of Constipation Quality of Life Questionnaire の信頼性と妥当性の検討. 日看研会誌 2013; **36**: 119-127.
30) 日本創傷・オストミー・失禁管理学会, 看護理工学会 編. エコーによる直腸便貯留観察ベストプラクティス, 照林社, 東京, 2021.
31) 味村俊樹. ナースが感じる排便ケアの疑問⑧便秘への骨盤底筋体操の効果について. 泌尿器ケア 2013; **18**: 40-44.
32) Gao R, Tao Y, Zhou C, et al. Exercise therapy in patients with constipation: a systematic review and meta-analysis of ran-

Part 1 ● 便秘の基本的特徴

domized controlled trials. Scand J Gastroenterol 2019; **54** (2): 169-177.

33) Lämås K, Lindholm L, Stenlund H, et al. Effects of abdominal massage in management of constipation: a randomized controlled trial. Int J Nurs Stud 2009; **46**: 759-767.

34) 細野恵子，堀岡恒子，久光雅美．意識レベルが低く便秘症状を有する高齢患者への温罨法法効果の検討：ブリストル便形-スケールと日本語版便秘評価尺度による分析．日看技会誌 2012; **11** (3): 28-34.

35) Kira I. Random control trial of hot compresses for women those who used laxatives on severity of constipation and quality of life. Jpn J Nurs Sci 2016; **13**: 95-104.

Part 2.

各CQの推奨文とシステマティックレビュー

CQ 1

排便に関する不快感やニードをいつも伝えることができるとは限らない成人患者において，排便日誌，問診を用いた系統的なアセスメントは便秘の評価に有用か．

1）推奨文

○排便に関する不快感やニードをいつも伝えることができるとは限らない成人患者において，非侵襲的である排便日誌，問診を用いた系統的なアセスメントを実施することを推奨する．

推奨の強さ▶専門家合議による推奨

［付帯事項］十分なエビデンスに基づく排便日誌，問診を用いた系統的なアセスメントの推奨は難しいが，パネル委員会による専門家の意見に基づき推奨を決定した．患者自身が伝えることができるとは限らないため，患者の日常生活を把握する家族，介護者から情報を求めるなどの配慮が必要である．

2）背景・目的

　排便に関する不快感やニードをいつも伝えることができるとは限らない成人患者において，排便日誌，問診を用いた系統的なアセスメントは，便秘の評価，治療，ケアの実施に役立つ．しかし，実際の臨床で行われている排便日誌，問診を用いた系統的なアセスメントは，実施者，内容が多様でありアセスメントの有用性について明らかではない．そこで国内外の文献から，排便日誌，問診を用いた系統的なアセスメントの感度・特異度について検証した．

3）解説

　排便日誌，問診を用いた系統的なアセスメントの感度と特異度についてシステマティックレビューを行った．その結果，該当する論文はなかった．「便通異常症診療ガイドライン 2023—慢性便秘症」においても，問診票について記載されているが，本 CQ に対する感度・特異度を提示する論文はなかった．

　臨床では，便秘を疑う対象者を見出し，次の身体診査などを実施するためには，排便日誌，問診を用いた系統的なアセスメントは欠かせない技術である．しかし，排便に関する不快感やニードをいつも伝えることができるとは限らない成人から正確な情報を得ることが困難な場合があり，便秘に対する治療・ケアが遅れる危険性がある．このような場合は，家族，介護者など患者の日常生活を把握する者から情報を求めるなどの配慮が必要である．また，次の CQ 2 で列挙された身体診査なども合わせて実施し，便秘の評価を行うとよい．具体的な，問診項目，身体診査技術については，本書 Part 1 の「3．排便ケアにおける便秘アセスメント」を参照されたい．

　推奨決定のためのパネル会議では，エビデンスの確実性に加えて，益と害のバランス，対象者の主なアウトカムに対する価値感，費用，実現可能性について主に議論がなされた．排便日誌や問診はすでに一般診療で用いられているアセスメント方法である．新たな機器や設備などの必要性がなく費用がかかることは基本的にない．また，不快感やニードをいつも伝えることができるとは限らない患者の場合は医療者や家族が記録をつける場合が多いと想定されるため，想定され

る患者のまたは集団の価値感や意向・希望にばらつきは少なく，負担は大きくないと判断された．さらに，正しい分類による利益が間違った分類により起こりうる害を上回ること，医療上の不公平への影響もないこと，すでに臨床で広く利用されているアセスメント方法であることから，評価の信頼性と実現可能性は高いと判断された．

　診療ガイドラインの適用にあたっての促進要因は，排便日誌・問診はすでに広く臨床で使用されているアセスメント方法で，特別な機器などを使用せずとも実施できるということがあげられる．阻害要因は，排便日誌・問診によるアセスメントにはある程度の教育や経験が必要なことがあげられる．

　以上から，十分なエビデンスに基づくアセスメントの推奨は難しいが，パネル委員会による専門家の意見に基づき推奨を決定した．

4) データベース検索結果

　constipation, physical examination, physical assessment, defecation care, 便秘, 身体診査, フィジカルアセスメント, 排便ケア, をキーワードとした．データベースは，PubMed（2020 年 11 月 3 日まで），Embase（2020 年 11 月 3 日まで），The Cochrane Database of Systematic Reviews（CDSR）（2020 年 11 月 3 日まで），The Cochrane Library/CENTRAL（2020 年 11 月 3 日まで），CINAHL（2020 年 11 月 3 日まで），医学中央雑誌（2020 年 11 月 3 日まで）を用いた．その結果，一次スクリーニングにて 2,013 編から 27 編を抽出し，二次スクリーニングの結果，採用された論文はなかった．データベース検索式は付録に含めた．

5) 文献検索フローチャート

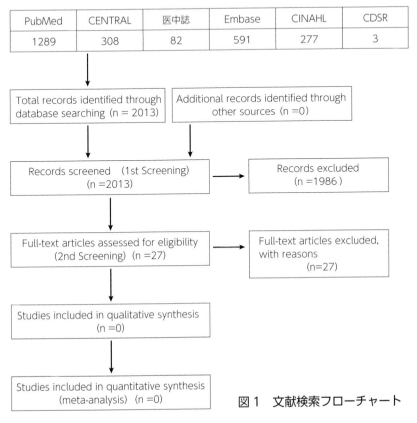

PubMed	CENTRAL	医中誌	Embase	CINAHL	CDSR
1289	308	82	591	277	3

Total records identified through database searching (n = 2013)

Additional records identified through other sources (n =0)

Records screened （1st Screening）(n =2013)

Records excluded (n =1986)

Full-text articles assessed for eligibility (2nd Screening) (n =27)

Full-text articles excluded, with reasons (n=27)

Studies included in qualitative synthesis (n =0)

Studies included in quantitative synthesis (meta-analysis) (n =0)

図 1　文献検索フローチャート

CQ 2

排便に関する不快感やニードをいつも伝えることができるとは限らない成人患者において，身体診査技術（視診・聴診・打診・触診）を用いた系統的なアセスメントは便秘の評価に有用か．

1) 推奨文

○排便に関する不快感やニードをいつも伝えることができるとは限らない成人患者において，非侵襲的な手技である身体診査技術（視診・聴診・打診・触診）を用いた系統的なアセスメントを実施することを推奨する．

推奨の強さ▶専門家合議による推奨

［付帯事項］十分なエビデンスに基づく身体診査技術（視診・聴診・打診・触診）を用いた系統的なアセスメントの推奨は難しいが，パネル委員会による専門家の意見に基づき推奨を決定した．

2) 背景・目的

　非侵襲的な手技である身体診査技術を用いた系統的なアセスメントが便秘の評価に有用であるかは不明である．そこで，国内外の文献から便秘が疑われる18歳以上の成人患者に対して，身体診査技術を用いた系統的なアセスメントの便秘の評価における有用性について検証した．

3) 解説

　排便に関する不快感やニードをいつも伝えることができるとは限らない成人患者に対する身体診査技術に基づく系統的なアセスメントの便秘の評価における有用性についてシステマティクレビューを行った．その結果，該当する論文はなかった．

　推奨決定のためのパネル会議では，エビデンスの確実性に加えて，益と害のバランス，対象者の主なアウトカムに対する価値感，費用，実現可能性について主に議論がなされた．エビデンスはないものの，便秘の評価において身体診査技術を用いた系統的なアセスメントは，すでに一般診療で用いられているアセスメント方法である．また，排便に関する不快感やニードをいつも伝えることができるとは限らない成人患者に対しては有用である．具体的な，身体診査技術については，本書 Part 1 の「3. 排便ケアにおける便秘アセスメント」を参照されたい．

　以上から，十分なエビデンスに基づくアセスメントの推奨は難しいが，パネル委員会による専門家の意見に基づき推奨を決定した．

4) データベース検索結果

　constipation, physical examination, physical assessment, defecation care, 便秘, 身体診査, フィジカルアセスメント, 排便ケア, をキーワードとした．データベースは, PubMed（2020 年 11 月 3 日まで）, Embase（2020 年 11 月 3 日まで）, The Cochrane Database of Systematic Reviews（CDSR）（2020 年 11 月 3 日まで）, The Cochrane Library/CENTRAL（2020 年 11 月 3 日まで）, CINAHL（2020 年 11

月 3 日まで），医学中央雑誌（2020 年 11 月 3 日まで）を用いた．その結果，一次スクリーニングにて 2,013 編から 34 編を抽出し，二次スクリーニングの結果，採用された論文はなかった．データベース検索式は付録に含めた．

5）文献検索フローチャート

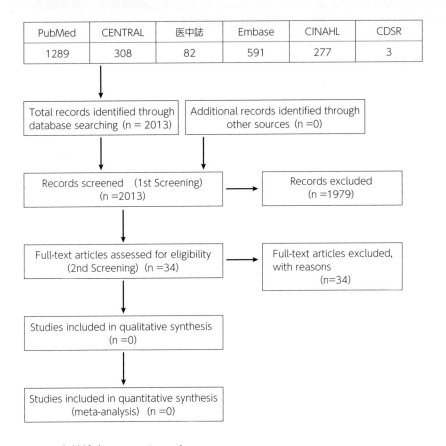

PubMed	CENTRAL	医中誌	Embase	CINAHL	CDSR
1289	308	82	591	277	3

Total records identified through database searching (n = 2013)

Additional records identified through other sources (n =0)

Records screened （1st Screening）
(n =2013)

Records excluded
(n =1979)

Full-text articles assessed for eligibility
(2nd Screening) (n =34)

Full-text articles excluded, with reasons
(n=34)

Studies included in qualitative synthesis
(n =0)

Studies included in quantitative synthesis
(meta-analysis) (n =0)

図 2　文献検索フローチャート

Part 2 ・ 各 CQ の推奨文とシステマティックレビュー

CQ 3

排便に関する不快感やニードをいつも伝えることができるとは限らない成人患者において，直腸指診によるアセスメントは便秘の評価に有用か．

1）推奨文

○排便に関する不快感やニードをいつも伝えることができるとは限らない成人患者において，便秘時の直腸便貯留の評価を行うために直腸指診によるアセスメントを実施することを強く推奨する．

<u>GRADE 1D（推奨の強さ：強，エビデンスの確実性（強さ）：非常に弱い）</u>

［付帯事項］十分なエビデンスに基づく直腸指診によるアセスメントの推奨は難しいが，臨床上明らかに直腸内の有無を評価でき，かつ他の CQ の参照基準となっていることから，専門家の意見に基づき推奨を決定した．本ガイドラインの対象者は，排便に関する不快感やニードをいつも伝えることができるとは限らない．直腸指診を行う場合は，実施時の羞恥心や痛み，不快感などストレスに対するよりいっそうの配慮が必要である．

2）背景・目的

　正常な状態では，便意を感じていないときは，直腸に糞便はなく空虚で，糞便は S 状結腸より口側に貯留している．左半結腸に大蠕動が生じると，S 状結腸に貯留していた糞便が一気に直腸に移動して直腸壁が伸展され，その伸展刺激が骨盤神経を介して大脳皮質に伝わって便意を感じる．しかし，排便に関する不快感やニードをいつも伝えることができるとは限らない成人患者では，直腸に糞便が存在していても感覚がなく便秘が疑われる場合がある．しかし，直腸指診によるアセスメントが便秘の評価に有用であるかは不明である．そこで，国内外の文献から自覚症状を訴えられず便秘が疑われる 18 歳以上の者に対して，直腸指診によるアセスメントの感度・特異度について検証した．

3）解説

　システマティックレビューの結果，基準を満たす本 CQ に対するエビデンスを提示する論文は抽出されなかった．

　直腸肛門機能のいずれかが障害されると，直腸にある糞便を快適に排出できない．いわゆる「便排出障害」が生じるが，その代表例が直腸感覚低下による便排出障害である．直腸に糞便があっても便意を感じない病態である．その原因として直腸壁の感覚機能の低下のほかに，直腸コンプライアンス上昇や直腸容量増大などがある．便意を感じないために排便回数が減少するとともに，直腸内の宿便が少量ずつ肛門から漏れ出して便失禁を生じる場合もある．自覚症状を訴えられない成人で生じることが多い．

　従来より，直腸指診は便貯留/便性状をアセスメントするためのひとつの方法として実施されている．排便日誌の情報や問診，さらに腹部を中心とした身体診査技術ではアセスメントできないため，直腸における客観的情報として有用であると考えられる．

推奨決定のためのパネル会議では，エビデンスの確実性に加えて，益と害のバランス，対象者の主なアウトカムに対する価値感，費用，実現可能性について主に議論がなされた．本ガイドラインの対象者は，排便に関する不快感やニードをいつも伝えることができるとは限らない．直腸指診を行う場合は，排便日誌の情報や問診，さらに腹部を中心とした身体診査技術から，その実施の必要性を判断し，実施時の羞恥心や痛み，不快感などストレスに対するよりいっそうの配慮が必要である．

　直腸指診は，左側臥位で示指を用いて行う．通常，肛門縁から6〜8cmまでの直腸を診察することができる．直腸に機能異常がある患者では，直腸が膨張していないか，宿便があるかどうかを観察することができる．また，排便困難の原因となりうる瘢痕，直腸肛門狭窄，腫瘍性病変がないかも観察することができるが，これらをアセスメントするには，直腸診（視診，指診）の専門的教育と技術の習得が必要である．

　以上から，十分なエビデンスに基づくアセスメントの推奨は難しいが，専門家の意見に基づき推奨を決定した．

4）データベース検索結果

　constipation，physical examination，physical assessment，defecation care，便秘，身体診査，フィジカルアセスメント，排便ケア，をキーワードとした．データベースには，PubMed（2020年11月3日まで），Embase（2020年11月3日まで），The Cochrane Database of Systematic Reviews（CDSR）（2020年11月3日まで），The Cochrane Library/CENTRAL（2020年11月3日まで），CINAHL（2020年11月3日まで），医学中央雑誌（2021年月日まで）を用いた．その結果，一次スクリーニングにて2,013編から162編を抽出し，二次スクリーニングの結果，採用された論文はなかった．データベース検索式は付録に含めた．

5）文献検索フローチャート

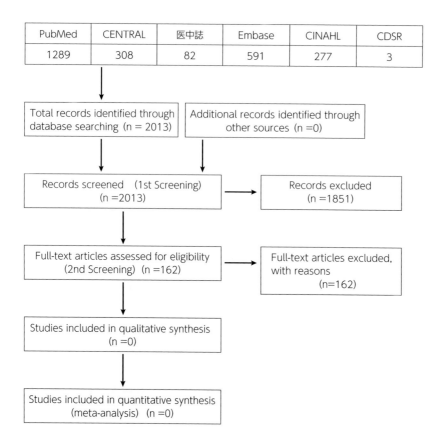

PubMed	CENTRAL	医中誌	Embase	CINAHL	CDSR
1289	308	82	591	277	3

Total records identified through database searching (n = 2013)

Additional records identified through other sources (n =0)

Records screened　(1st Screening) (n =2013)

Records excluded (n =1851)

Full-text articles assessed for eligibility (2nd Screening) (n =162)

Full-text articles excluded, with reasons (n=162)

Studies included in qualitative synthesis (n =0)

Studies included in quantitative synthesis (meta-analysis)　(n =0)

図 3　文献検索フローチャート

CQ 4

排便に関する不快感やニードをいつも伝えることができるとは限らない成人患者において，超音波画像診断装置の観察による直腸便貯留のアセスメントは便秘の評価に有用か．

1) 推奨文

○排便に関する不快感やニードをいつも伝えることができるとは限らない成人患者において，超音波画像診断装置の観察による直腸便貯留のアセスメントをすることを強く推奨する．

GRADE 1C（推奨の強さ：強，エビデンスの確実性（強さ）：弱）

[付帯事項] 問診・排便日誌，身体診査技術による便秘アセスメントについて理解していることが前提である．超音波画像診断装置での直腸便貯留観察の教育を受けた看護師が行う必要がある．また，直腸観察が十分にできる超音波画像診断装置の条件として，コンベックスプローブを接続できることが必要である．プローブは，周波数 3.5〜5MHz の範囲で，解像度は，膀胱，子宮・膣または前立腺，直腸の輪郭が明瞭に描出できるレベルであることが望ましい．

2) 背景・目的

超音波画像診断装置による直腸内の便貯留アセスメントは非侵襲的方法である．特に最近は携帯型の超音波画像診断装置が普及し，患者のベッドサイドや訪問看護の現場で簡単に利用が可能となった．その場で直腸内の便貯留の有無を確認できるため，排便に関する不快感やニードをいつも伝えることができるとは限らない成人患者においても，客観的アセスメント方法として期待される．しかし，超音波画像診断装置による直腸観察に基づくアセスメントが，便秘の評価に有用であるかは不明である．そこで，国内外の文献から超音波画像診断装置による直腸観察に基づくアセスメントの感度・特異度について検証した．

3) 解説

システマティックレビューの結果，2編の症例集積研究，1編の前向きコホート研究，4編の横断研究を採択した．各論文で使用された超音波画像診断装置は異なっていた．画像取得と判読は超音波検査士*またはトレーニングを受けた看護師が行っていた．また，画像取得のためのプローブを当てる部位は，下腹部以外に臀裂があった．以下，参照基準別に超音波画像診断装置による直腸観察の感度と特異度について述べる．

＊超音波検査士：日本超音波医学会が超音波検査に必要な知識，技能を認定し，超音波医学ならびに医療の向上を図る目的で設けた資格．看護師・准看護師・臨床検査技師・診療放射線技師を専門の検査士として認定．

(1) 便秘の検出

参照基準を便性状，排便周期，摘便の実施，グリセリン浣腸の実施とした．1編の症例集積[1]

と1編のコホート研究[2]が採用された．統合した感度は 0.45（95％confidence interval（CI）：0.27〜0.64），特異度は 0.93（95％CI 0.77〜0.99）であった．

対象者には認知機能の低下がなく自覚症状を訴えられる者も含まれていたが，アウトカム（感度・特異度）に影響はしないと判断し非直接性は「低（0）」，選択バイアスについては不明であり，超音波画像の評価については不明である研究が含まれているためバイアスリスクは「中/疑い（−1）」，感度・特異度にばらつきがみられ非一貫性は「中/疑い（−1）」，サンプルサイズが少ないため不精確性は「中/疑い（−1）」とした．以上からエビデンスの確実性を D（非常に弱い）とした．

（2）直腸便貯留の検出

参照基準を摘便実施，グリセリン浣腸実施，便形状（ブリストル便形状スケール）とした．1編の症例報告[3]と1編の横断研究[4]が採用された．統合した感度は 1.00（95％CI 0.87〜1.00），特異度は 1.00（95％CI 0.48〜1.00）であった．これらの高い感度・特異度については，排便結果を知ってから超音波画像を解析した可能性が考えられた．

対象者には認知機能の低下がなく自覚症状を訴えられる者も含まれていたが，アウトカムに影響はしないと判断し非直接性は「低（0）」，選択バイアスについて不明であり，超音波画像の評価のタイミングについて不明である研究，参照基準が摘便で付着程度を便貯留ありとしている報告が含まれており，バイアスリスクは「中/疑い（−1）」，感度・特異度にばらつきはなく非一貫性は「低（0）」，サンプルサイズが少ないため不精確性は「中/疑い（−1）」とした．以上からエビデンスの確実性を D（非常に弱い）とした．

（3）硬便の検出

参照基準を便性状（ブリストル便形状スケール）のタイプ1（硬くてコロコロの兎糞状の（排便困難な）便またはタイプ2（ソーセージ状であるが硬い便）とした．1編の症例集積[1]と4編の横断研究[4〜7]と1編のコホート研究[2]が採用された．6文献のメタアナリシスを行った．超音波画像診断装置における硬便を示す画像を「音響陰影を伴う三日月型の高エコー域」とした場合の感度は 0.93（95％CI 0.63〜0.99），特異度は 0.81（95％CI 0.60〜0.92）であった．さらに AI 搭載の超音波画像診断装置による直腸観察を行った論文[7]では，感度は 0.86（95％CI 0.57〜0.98），特異度は 0.88（95％CI 0.64〜0.99）であった．なお，超音波検査士と AI 搭載の超音波画像診断装置による直腸観察の感度は 1.00（95％CI 0.89〜1.00），特異度は 1.00（95％CI 0.72〜1.00）であった[7]．

対象者には自覚症状を訴えられる者も含まれていたが，アウトカムに影響はしないと判断し非直接性は「低（0）」，選択バイアスについて不明である研究，インデックス検査・参照基準の盲検化について不明である研究が含まれており，バイアスリスクは「中/疑い（−1）」とした．非一貫性は感度・特異度にばらつきがみられるため「中/疑い（−1）」とした．全症例数が 100 名以上であるため不精確性は「低（0）」とした．以上からエビデンスの確実性を C（弱）とした．

推奨決定のためのパネル会議では，エビデンスの確実性に加えて，益と害のバランス，対象者の主なアウトカムに対する価値感，費用，実現可能性について主に議論がなされた．健常な状態は直腸内には便やガスがほとんどない状態であるため，直腸内に便が存在する場合は適切な方法でできるだけ早く排出する必要がある．本ガイドラインの対象者は，排便に関する不快感やニードをいつも伝えることができるとは限らない成人患者であり，超音波画像診断装置にて直腸内の便貯留の有無を可視化できる望ましい益について全パネラーから述べられた．また，望ましくない効果として患者の差恥心などの負の反応，時間的負担について議論がされた．超音波画像診断装置による観察に対する患者の反応についての論文はなかったが，超音波画像診断装置にて直腸内の便貯留観察を臨床で行っている医師，看護師から拒否する者がいないとの意見があった．さ

らに，超音波画像診断装置にて直腸内の便貯留観察を行う時間的負担も少ないとの意見が述べられた．費用，実現可能性について，超音波画像診断装置の購入費用，超音波画像診断装置での直腸便貯留観察の教育費用が議論された．いずれも初期費用はかかるが，維持費用としてはエコーゲルなどの比較的安価な消耗品であることや，これらの費用は患者が直接負担する費用ではないことから，推奨の強さを決定する際にコストの不利益面の重みに配慮することとした．

　以上から，エビデンスの確実性は低いが，対象者の益を考慮し，パネル委員会による専門家の意見に基づき，本 CQ に対する推奨とエビデンスの強さは，GRADE 1C（推奨の強さ：強，エビデンスの確実性（強さ）：弱）とした．

4）データベース検索結果

　constipation，physical examination，physical assessment，defecation care，便秘，身体診査，フィジカルアセスメント，排便ケア，をキーワードとした．データベースは，PubMed（2020 年 11 月 3 日まで），Embase（2020 年 11 月 3 日まで），The Cochrane Database of Systematic Reviews（CDSR）（2020 年 11 月 3 日まで），The Cochrane Library/CENTRAL（2020 年 11 月 3 日まで），CINAHL（2020 年 11 月 3 日まで），医学中央雑誌（2020 年 11 月 3 日まで）を用いた．その結果，一次スクリーニングにて 2,013 編から 65 編を抽出し，二次スクリーニングの結果，7 編を採用した．データベース検索式は付録に含めた．

5）文献検索フローチャート

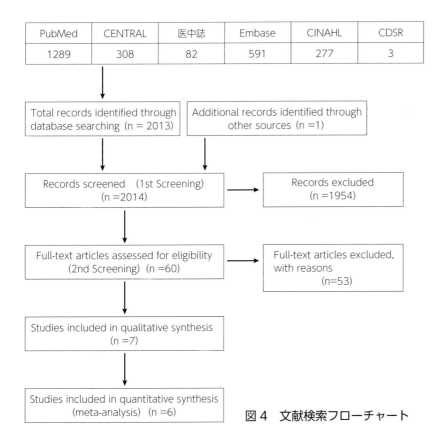

図 4　文献検索フローチャート

Part 2 ● 各 CQ の推奨文とシステマティックレビュー

6) 参照基準：BS, 排便周期, 摘便

(1) 二次スクリーニング後の一覧表

表1　二次スクリーニング後の一覧表

文献	研究デザイン	P	インデックス検査	参照基準	O
松本, 2018	症例集積	長期療養型施設に入院する高齢者3名	超音波画像診断装置による便形状の観察	BSと排便周期と摘便	便秘の感度・特異度, 硬便の感度・特異度
Tanaka, 2018	コホート研究	65歳以上の便秘を持つ入院患者	超音波画像診断装置による便形状の評価観察：R3を便秘, R1, 2を便秘でない	排便周期：Bowel movement frequency がLessを便秘, それ以外を便秘でないとする	便秘の有無の感度・特異度, 硬便の感度・特異度

BS：Bristol stool form scale

(2) 採用論文リスト

表2　採用論文リスト

著者	書誌情報
松本　勝, 藪中幸一, 田中志保ほか	超音波検査法による直腸便貯留の性状と量の評価を試みた高齢患者の3例. 日老医誌 2018; 55: 657-662.
Tanaka S, Yabunaka K, Matsumoto M, et al.	Fecal distribution changes using colorectal ultrasonography in older people with physical and cognitive impairment living in long-term care facilities: a longitudinal observational study. Healthcare (Basel) 2018; 6: 55.

(3) 評価シート：個々の報告評価

表3　評価シート：個々の報告評価

CQ	CQ4-1
対象	排便に関する不快感やニードをいつも伝えることができるとは限らない18歳以上の成人患者
インデックス検査	超音波画像診断装置を用いた観察
対照	なし
参照基準	ブリストル便形状スケール, 排便周期, 摘便, グリセリン浣腸

*バイアスリスク, 非直接性
各ドメインの評価は"高リスク", "低リスク", "不明"の3段階
まとめは"深刻", "なさそう", "なし"の3段階でエビデンス総体に反映させる

各アウトカムごとに別紙にまとめる

個別研究 研究コード	研究デザイン	参照スタンダード	バイアスリスク* 選択バイアス	インデックス検査	参照基準	フローとタイミング	まとめ	非直接性* 対象	インデックス検査	参照基準	まとめ	人数 真陽性	偽陽性	真陰性	偽陰性	有病率	信頼区間	感度	信頼区間	特異度	信頼区間	正診率	信頼区間	ROC AUC	信頼区間	P値
松本, 2018	症例集積	BSと排便周期と摘便	不明	不明	低リスク	不明	なさそう	低リスク	低リスク	低リスク	なし	1	1	1	0	0.33	0.008, 1.00	1.00	0.025, 1.00	0.50	0.01, 0.99	0.67	0.09, 0.99	NA	NA	NA
Tanaka, 2018	コホート研究	排便周期	不明	不明	低リスク	低リスク	なさそう	低リスク	低リスク	低リスク	なし	13	1	26	17	0.53	0.39, 0.66	0.43	0.25, 0.63	0.96	0.81, 1.00	0.68	0.55, 0.80	NA	NA	NA

BS：Bristol stool form scale

(4) 評価シート：エビデンス総体の評価

表4　評価シート：エビデンス総体の評価

CQ	CQ4-1
対象	排便に関する不快感やニードをいつも伝えることができるとは限らない18歳以上の成人患者
インデックス検査	超音波画像診断装置を用いた観察
対照	なし
参照基準	ブリストル便形状スケール，排便周期，摘便，グリセリン浣腸

エビデンスの強さはRCTは"強（A）"からスタート，観察研究は"弱（C）"からスタート
* 各ドメインは"高（－2）"，"中/疑い（－1）"，"低（0）"の3段階
** 上昇要因は"高（＋2）"，"中（＋1）"，"低（0）"の3段階
*** エビデンスの強さは"強（A）"，"中（B）"，"弱（C）"，"非常に弱（D）"の4段階
**** 重要性はアウトカムの重要性（1～9）

エビデンス総体

アウトカム	研究デザイン/研究数	参照基準	バイアスリスク*	非一貫性*	不精確性*	非直接性*	その他（出版バイアスなど）	真陽性	偽陽性	偽陰性	真陰性	有病率	信頼区間	感度	信頼区間	特異度	信頼区間	正診率	信頼区間	ROC/AUC	信頼区間	P値	エビデンスの強さ***	重要性****
便秘の感度・特異度	症例集積(1)，コホート研究(1)	BSと排便周期と摘便	-1	-1	-1	0	0	14	2	17	27	0.52	0.38, 0.65	0.45	0.27, 0.64	0.93	0.77, 0.99	0.68	0.55, 0.80	NA	NA	NA	非常に弱(D)	7.8

BS : Bristol stool form scale

(5) 定性的システマティックレビュー

表5　定性的システマティックレビュー

CQ	4-1	排便に関する不快感やニードをいつも伝えることができるとは限らない成人患者において，超音波画像診断装置の観察による直腸便貯留のアセスメントは便秘の評価に有用か．
P		排便に関する不快感やニードをいつも伝えることができるとは限らない18歳以上の成人患者
I		超音波画像診断装置を用いた観察
C		なし
臨床的文脈		便秘時のアセスメントでは，まず問診や排便日誌より便秘の疑いの有無を判断し，次に観察・情報収集を行う．観察・情報収集では，腹部，肛門症状，原疾患の病態，排便機能検査・画像検査により消化器の機能について，さらに排便動作，生活習慣，について観察することで，便秘の評価を行う．評価に基づき適切な排便ケアを実施する．近年，超音波画像診断装置を用いた観察が便貯留の評価のひとつとして臨床で普及しつつある．これは，高エコーや音響陰影の有無から便貯留の有無や硬便であるかどうかを評価する方法である．
O1		便秘同定（便形状，排便周期，摘便，グリセリン浣腸）における真陽性，真陰性，偽陽性，偽陰性
非直接性のまとめ		対象者には認知機能の低下がなく自覚症状を訴えられる者も含まれていたが，アウトカムに影響はしないと判断し非直接性は低「0」とした．
バイアスリスクのまとめ		選択バイアスについて不明である研究，超音波画像の評価のタイミングについて不明である研究が含まれており，バイアスリスクは中/疑い「－1」とした．
非一貫性その他のまとめ		感度・特異度にばらつきがみられ非一貫性は中/疑い「－1」とした．サンプルサイズが少ないため不精確性は中/疑い「－1」とした．
コメント		

7）参照基準：摘便，浣腸実施，便形状

（1）二次スクリーニング後の一覧表

表6　二次スクリーニング後の一覧表

文献	研究デザイン	P	インデックス検査	参照基準	O
Yabunaka, 2017	症例集積	直腸便貯留のある女性1名，直腸便貯留のない男性1名	超音波画像診断装置	摘便とグリセリン浣腸	超音波画像における排便所見
佐野，2020	横断研究	排便障害のある透析患者8名	超音波画像診断装置，便形状の観察	BS	便貯留（Group 1～3）・便貯留なし（Group 4）の感度・特異度，硬便の感度・特異度（BSは1またはそれ以外で分かれる）

BS：Bristol stool form scale

（2）採用文献リスト

表7　採用論文リスト

著者	書誌情報
Yabunaka K, Nakagami G, Komagata K, et al.	Ultrasonographic follow-up of functional chronic constipation in adults: a report of two cases. SAGE Open Med Case Rep 2017; 5: 2050313X17694234.
佐野由美，武藤真希子，浦田克美ほか	超音波検査による便性状評価の検討：経臀裂アプローチ走査法における下部直腸評価の有用性．超音波検査技 2020; 45: 168-174.

（3）評価シート：個々の報告評価

表8　評価シート：個々の報告評価

CQ	CQ4-2
対象	排便に関する不快感やニードをいつも伝えることができるとは限らない18歳以上の成人患者
インデックス検査	超音波画像診断装置を用いた観察
対照	なし
参照基準	摘便，グリセリン浣腸，ブリストル便形状スケール

* バイアスリスク，非直接性
　各ドメインの評価は"高リスク"，"低リスク"，"不明"の3段階
　まとめは"深刻"，"なさそう"，"なし"の3段階でエビデンス総体に反映させる

各アウトカムごとに別紙にまとめる

研究コード	研究デザイン	参照スタンダード	選択バイアス	インデックス検査	参照基準	フローとタイミング	まとめ	対象	インデックス検査	参照基準	まとめ	真陽性	偽陽性	真陰性	偽陰性	有病率	信頼区間	感度	信頼区間	特異度	信頼区間	正診率	信頼区間	ROC AUC	信頼区間	P値
Yabunaka, 2017	症例集積	摘便とグリセリン浣腸	不明	不明	低リスク	低リスク	なし	低リスク	低リスク	低リスク	なし	1	0	1	0	0.50	0.01,0.99	1.00	0.03-1.00	1.00	0.03-1.00	1.00	0.03-1.00	NA	NA	NA
佐野, 2020	横断研究	BS	不明	不明	高リスク	不明	なさそう	低リスク	低リスク	低リスク	なし	26	0	4	0	0.87	0.69,0.96	1.00	0.87,1.00	1.00	0.40,1.00	1.00	0.88,1.00	NA	NA	NA

BS：Bristol stool form scale

（アウトカム：便秘の感度特異度／個別研究：バイアスリスク*／非直接性*／人数）

(4) 評価シート：エビデンス総体の評価

表9　評価シート：エビデンス総体の評価

CQ	CQ4-2
対象	排便に関する不快感やニードをいつも伝えることができるとは限らない18歳以上の成人患者
インデックス検査	超音波画像診断装置を用いた観察
対照	なし
参照基準	ブリストル便形状スケール (BS)，排便周期，摘便，グリセリン浣腸

エビデンスの強さは RCT は "強 (A)" からスタート，観察研究は "弱 (C)" からスタート
* 各ドメインは "高 (-2)"，"中／疑い (-1)"，"低 (0)" の3段階
** 上昇要因は "高 (＋2)"，"中 (＋1)"，"低 (0)" の3段階
*** エビデンスの強さは "強 (A)"，"中 (B)"，"弱 (C)"，"非常に弱 (D)" の4段階
**** 重要性はアウトカムの重要性 (1〜9)

エビデンス総体

アウトカム	研究デザイン／研究数	参照基準	*バイアスリスク	*非一貫性	*不精確性	*非直接性	その他（出版バイアスなど）	真陽性	偽陽性	偽陰性	真陰性	有病率	信頼区間	感度	信頼区間	特異度	信頼区間	正診率	信頼区間	ROC/AUC	信頼区間	P値	***エビデンスの強さ	****重要性
										人数														
直腸便貯留の感度・特異度	症例集積 (1)，横断観察 (1)	摘便（直腸便貯留あり）とグリセリン浣腸（直腸便貯留なし）/BS	− 1	0	− 1	0	0	27	0	0	5	0.84	0.67, 0.95	1.00	0.87, 1.00	1.00	0.48, 1.00	1.00	0.89, 1.00	NA	NA	NA	非常に弱 (D)	7.5

BS : Bristol stool form scale

(5) 定性的システマティックレビュー

表10　定性的システマティックレビュー

CQ	4-2	排便に関する不快感やニードをいつも伝えることができるとは限らない成人患者において，超音波画像診断装置の観察による直腸便貯留のアセスメントは便秘の評価に有用か．
P		排便に関する不快感やニードをいつも伝えることができるとは限らない18歳以上の成人患者
I		超音波画像診断装置を用いた観察
C		なし
臨床的文脈		便秘時のアセスメントでは，まず問診や排便日誌より便秘の疑いの有無を判断し，次に観察・情報収集を行う．観察・情報収集では，腹部，肛門症状，原疾患の病態，排便機能検査・画像検査により消化器の機能について，さらに排便動作，生活習慣，について観察することで，便秘の評価を行う．評価した便秘の分類に基づき適切な排便ケアを実施する．近年，超音波画像診断装置を用いた観察が便貯留の評価のひとつとして臨床で普及しつつある．これは，高エコーや音響陰影の有無から便貯留の有無や硬便であるかどうかを評価する方法である．
O1		直腸便貯留同定（摘便，グルセリン浣腸，便形状）における真陽性，真陰性，偽陽性，偽陰性
非直接性のまとめ		対象者には認知機能の低下がなく自覚症状を訴えられる者も含まれている可能性があったが，アウトカムに影響はしないと判断し非直接性は低「0」とした．
バイアスリスクのまとめ		選択バイアスについて不明である研究，超音波画像の評価のタイミングについて不明である研究，参照基準が摘便で付着程度を便貯留ありとしている研究が含まれており，バイアスリスクは中／疑い「− 1」とした．
非一貫性その他のまとめ		感度・特異度にばらつきはなく非一貫性は低「0」とした．サンプルサイズが少ないため不精確性は中／疑い「− 1」とした．
コメント		

Part 2 ● 各CQの推奨文とシステマティックレビュー

8) 参照基準：硬便（BS1 または 2）

(1) 二次スクリーニング後の一覧表

表 11　二次スクリーニング後の一覧表

文献	研究デザイン	P	インデックス検査	参照基準	O
松本 , 2018	症例集積	長期療養型施設に入院する高齢者	超音波画像診断装置（高エコー域）	BS	硬便の感度・特異度
Yabunaka, 2018a	横断研究	健康成人	超音波画像診断装置（高エコー域または音響陰影）	BS	硬便の感度・特異度
Yabunaka, 2018b	横断研究	長期療養型施設に入院し慢性便秘症の基準を満たす高齢者	超音波画像診断装置（横断画像：音響陰影を伴う高エコー域，縦断画像：高エコー域）	BS	硬便の感度・特異度
Tanaka, 2018	コホート研究	経口摂取可能，1週間以上入院予定の 65 歳以上の入院患者	超音波画像診断装置（高エコー域または音響陰影）	BS	硬便の感度・特異度
Matsumoto, 2020	横断研究	経口摂取可能，1週間以上入院予定の 65 歳以上の入院患者	超音波画像診断装置（音響陰影を伴う高エコー域）	BS	硬便の感度・特異度
佐野 , 2020	横断研究	排便障害のある透析患者	超音波画像診断装置（高エコー域または音響陰影）	BS	硬便の感度・特異度（BS1 または それ以外）

BS：Bristol stool form scale

(2) 採用論文リスト

表 12　採用論文リスト

著者	書誌情報
松本　勝，藪中幸一，田中志保ほか	超音波検査法による直腸貯留便の性状と量の評価を試みた高齢患者の 3 例. 日老医誌 2018; 55: 657-662.
Yabunaka K, Matumoto M, Yoshida M, et al	Assessment of rectal feces storage condition by a point-of-care pocket-size ultrasound device for healthy adult subjects: a preliminary study. Drug Discov Ther 2018a; 12: 42-46.
Yabunaka K, Nakagami G, Tabata K, et al	Constipation in the elderly in a Japanese long-term medical facility: An ultrasonographic invetigation. Drug Discov Ther 2018b; 12: 233-238.
Tanaka S, Yabunaka K, Matsumoto M, et al	Fecal distribution changes using colorectal ultrasonography in older people with physical and cognitive impairment living in lomg-term care facilities: a longitudinal observational study. Healthcare (Basel) 2018; 6: 55.
Matsumoto M, Tsutaoka T, Nakagami G, et al	Deep learning-based classification of rectal fecal retention and analysis of fecal properties using ultrasound images in older adult patints. Jpn J Nurs Sci 2020; 17: e12340.
佐野由美，武藤真希子，浦田克美ほか	超音波検査による便性状評価の検討：経臀裂アプローチ走査法における下部直腸評価の有用性. 超音波検査技 2020; 45: 168-174.

表13　評価シート：個々の報告評価

CQ	CQ4-3
対象	排便に関する不快感やニードをいつも伝えることができるとは限らない18歳以上の成人患者
インデックス検査	超音波画像診断装置を用いた観察
対照	なし
参照基準	ブリストル便形状スケール

*バイアスリスク，非直接性
　各ドメインの評価は"高リスク"，"低リスク"，"不明"の3段階
　まとめは"深刻"，"なさそう"，"なし"の3段階でエビデンス総体に反映させる

各アウトカムごとに別紙にまとめる

| アウトカム | | | 硬便の感度・特異度 | | | | | | | | | | 人数 | | | | | | | | | | | | | |
| 個別研究 | | | バイアスリスク* | | | | | 非直接性* | | | | | | | | | | | | | | | | | |
研究コード	研究デザイン	参照スタンダード	選択バイアス	インデックス検査	参照基準	フローとタイミング	まとめ	対象	インデックス検査	参照基準	まとめ	真陽性	偽陽性	真陰性	偽陰性	有病率	信頼区間	感度	信頼区間	特異度	信頼区間	正診率	信頼区間	ROC AUC	信頼区間	P値
松本, 2018	症例集積	BS	不明	不明	不明	低リスク	なさそう	低リスク	低リスク	低リスク	なし	1	1	1	0	0.33	0.01, 0.91	1	0.03, 1.00	0.5	0.01, 0.99	0.667	0.94, 0.99	NA	NA	NA
Yabunaka, 2018a	横断研究	BS	不明	低リスク	不明	低リスク	なさそう	高リスク	低リスク	低リスク	なし	3	8	0	0	0.27	0.60, 0.61	1	0.29, 1.00	0	0.00, 0.37	0.273	0.60, 0.61	NA	NA	NA
Yabunaka, 2018b	横断研究	BS	不明	低リスク	不明	低リスク	なさそう	低リスク	低リスク	低リスク	なし	3	2	25	2	0.16	0.53, 0.33	0.6	0.15, 0.95	0.926	0.76, 0.99	0.875	0.71, 0.96	NA	NA	NA
Tanaka, 2018	コホート研究	BS	不明	不明	不明	低リスク	なさそう	低リスク	低リスク	低リスク	なし	16	20	18	3	0.33	0.21, 0.47	0.842	0.60, 0.97	0.474	0.31, 0.64	0.596	0.46, 0.72	NA	NA	NA
Matumoto, 2020	横断研究	BS	不明	低リスク	低リスク	低リスク	なさそう	低リスク	低リスク	低リスク	なし	14	2	15	0	0.45	0.27, 0.64	1	0.77, 1.00	0.882	0.64, 0.99	0.935	0.79, 0.99	NA	NA	NA
佐野, 2020	横断研究	BS	不明	不明	不明	低リスク	なさそう	低リスク	低リスク	低リスク	なし	8	18	4	0	0.27	0.12, 0.46	1	0.63, 1.00	0.182	0.05, 0.40	0.4	0.23, 0.59	NA	NA	NA

BS：Bristol stool form scale

(4) 評価シート：エビデンス総体の評価

表14　評価シート：エビデンス総体の評価

CQ	CQ4-3
対象	排便に関する不快感やニードをいつも伝えることができるとは限らない18歳以上の成人患者
インデックス検査	超音波画像診断装置を用いた観察
対照	なし
参照基準	ブリストル便形状スケール

エビデンスの強さはRCTは"強（A）"からスタート，観察研究は弱（C）からスタート．
*各ドメインは"高（−2）"，"疑い（-1）"，"低（0）"の3段階
エビデンスの強さは，"強（A）"，"中（B）"，"弱（C）"，"非常に弱（D）"の4段階
重要性はアウトカムの重要性（1～9）

アウトカム	研究デザイン／研究数	参照基準	バイアスリスク	非一貫性	不精確性	非直接性	その他（出版バイアスなど）	真陽性	偽陽性	偽陰性	真陰性	有病率	信頼区間	感度	信頼区間	特異度	信頼区間	正診率	信頼区間	ROC AUC	信頼区間	P値	エビデンスの強さ	重要性
硬便の感度・特異度	症例（1），横断観察研究（4），コホート研究（1）	BS	-1	-1	0	0	0	45	51	5	63	0.31	0.24, 0.38	0.90	0.78, 0.97	0.55	0.46, 0.65	0.66	0.58, 0.73	0.91	0.88, 0.93,	弱（C）	7.5

Part 2 • 各CQの推奨文とシステマティックレビュー

(5) メタアナリシス

Study	TP	FP	FN	TN	Sensitivity(95%CI)	Specificity(95%CI)	Sensitivity(95%CI)	Specificity(95%CI)
Matsumoto 2018	1	0	0	2	1.00 [0.03, 1.00]	1.00 [0.16, 1.00]		
Matsumoto 2020	14	2	0	15	1.00 [0.77, 1.00]	0.88 [0.64, 0.99]		
Sano 2020	8	7	0	15	1.00 [0.63, 1.00]	0.68 [0.45, 0.86]		
Tanaka 2018	16	20	3	18	0.84 [0.60, 0.97]	0.47 [0.31, 0.64]		
Yabunaka 2018 a	3	1	0	7	1.00 [0.29, 1.00]	0.88 [0.47, 1.00]		
Yabunaka 2018 b	3	2	2	25	0.60 [0.15, 0.95]	0.93 [0.76, 0.99]		
Total	45	32	5	82	0.93 [0.63, 0.99]	0.81 [0.60, 0.92]		

図5　メタアナリシス

(6) 定性的システマティックレビュー

表15　定性的システマティックレビュー

CQ	4-3	排便に関する不快感やニードをいつも伝えることができるとは限らない成人患者において，超音波画像診断装置の観察による直腸便貯留のアセスメントは便秘の評価に有用か．
P		排便に関する不快感やニードをいつも伝えることができるとは限らない18歳以上の成人患者
I		超音波画像診断装置を用いた観察
C		なし
臨床的文脈		便秘時のアセスメントでは，まず問診や排便日誌より便秘の疑いの有無を判断し，次に観察・情報収集を行う．観察・情報収集では，腹部，肛門症状，原疾患の病態，排便機能検査・画像検査により消化器の機能について，さらに排便動作，生活習慣，について観察することで，便秘の評価を行う．評価した便秘の分類に基づき適切な排便ケアを実施する．近年，超音波画像診断装置を用いた観察が便貯留の評価のひとつとして臨床で普及しつつある．これは，高エコーや音響陰影の有無から便貯留の有無や硬便であるかどうかを評価する方法である．
O1		直腸便貯留同定（硬便）における真陽性，真陰性，偽陽性，偽陰性
非直接性のまとめ		対象者には認知機能の低下がなく自覚症状を訴えられる者も含まれている可能性があったが，アウトカムに影響はしないと判断し非直接性は低「0」とした．
バイアスリスクのまとめ		選択バイアスについて不明である研究，エコー画像の評価のタイミングについて不明である研究，参照基準が摘便で付着程度を便貯留ありとしている研究が含まれており，バイアスリスクは中／疑い「−1」とした．
非一貫性その他のまとめ		感度・特異度にばらつきがあるため非一貫性は中／疑い「−1」とした．全症例数が100名以上あり，不精確性は低「0」とした．
コメント		

文献

1) 松本　勝，藪中幸一，田中志保ほか．超音波検査法による直腸貯留便の性状と量の評価を試みた高齢患者の3例．日老医誌 2018; **55**: 657-662.

2) Tanaka S, Yabunaka K, Matsumoto M, et al. Fecal distribution changes using colorectal ultrasonography in older people with physical and cognitive impairment living in long-term care facilities: a longitudinal observational study. Healthcare (Basel) 2018; **6**: 55.

3) Yabunaka K, Nakagami G, Komagata K, et al. Ultrasonographic follow-up of functional chronic constipation in adults: a report of two cases. SAGE Open Med Case Rep 2017; **5**: 2050313X17694234.

4) 佐野由美，武藤真希子，浦田克美ほか．超音波検査による便性状評価の検討：経臀裂アプローチ走査法における下部直腸評価の有用性．超音波検査技 2020; **45**: 168-174.

5) Yabunaka K, Matsumoto M, Yoshida M, et al. Assessment of rectal feces storage condition by a point-of-care pocket-size ultrasound device for healthy adult subjects: A preliminary study. Drug Discov Ther 2018a; **12**: 42-46.

6) Yabunaka K, Nakagami G, Tabata K,et al. Constipation in the elderly in a Japanese long-term medical facility: an ultrasonographic investigation. Drug Discov Ther 2018b; **12**: 233-238.

7) Matsumoto M, Tsutaoka T, Nakagami G, et al. Deep learning-based classification of rectal fecal retention and analysis of fecal properties using ultrasound images in older adult patients. Jpn J Nurs Sci 2020; **17**: e12340.

Part 2 ● 各 CQ の推奨文とシステマティックレビュー

CQ 5

排便に関する不快感やニードをいつも伝えることができるとは限らない成人患者において，排便日誌，問診を用いた系統的なアセスメントに基づく排便ケアは，患者アウトカムの改善に有用か.

1) 推奨文

○排便に関する不快感やニードをいつも伝えることができるとは限らない成人患者において，排便日誌，問診を用いた系統的なアセスメントに基づく排便ケアを実施することを提案する.

<u>GRADE 2D（推奨の強さ：弱，エビデンスの確実性（強さ）：非常に弱い）</u>

［付帯事項］患者自身が伝えることができるとは限らないため，患者の日常生活を把握する家族，介護者から情報を求めるなどの配慮が必要である.

2) 背景・目的

　排便に関する不快感やニードをいつも伝えることができるとは限らない成人患者において，排便日誌，問診を用いた系統的なアセスメントに基づく排便ケアを実施することは，適切な薬物療法に役立ち，適切な排便ケアの選択に繋がる.

　しかし，排便日誌，問診を用いた系統的なアセスメントに基づく排便ケアが患者のアウトカム改善に寄与するかは不明である. そこで国内外の文献から，排便日誌，問診を用いた系統的なアセスメントに基づく排便ケアの有用性について検証した.

3) 解説

　排便日誌，問診を用いた系統的なアセスメントに基づく排便ケアについてのシステマティックレビューを行った. システマティックレビューの結果，1編の前向きコホート研究を採用した.

　調査対象者は，胃腸科または泌尿器科クリニックに通院する 65〜89 歳の慢性便秘と下部尿路症状を有する 52 人であった. 慢性便秘の定義は，排便回数が 3 回/週未満，かつ硬便であった. 対象者から 1 週間の排便回数，1 日のトイレ滞在時間，その他排尿に関する症状 6 項目が質問紙で前向きに調査された. 調査エントリー後に便秘治療（内服薬）が処方された. 便秘治療開始前に比べ，1 週間の排便回数は増加（$p<0.01$），1 日のトイレ滞在時間は減少した（$p<0.01$）. 排尿時の切迫感，頻度，および灼熱感のスコアリングは改善した（$p<0.01$）.

　本調査の目的は，便秘の治療による下部尿路症状への効果を検証するものである. そのため全てのアウトカム指標において，自覚症状を訴えられる者が対象者となっており，自己報告式質問紙を用いてアウトカムを報告している. また，排便日誌・問診のデータが介入のために用いられているのではなくアウトカムデータとして測定されており，介入前後で便秘アセスメント方法が異なるか否か不明であることから，非直接性は中/疑い「−1」とした. 対照群のない単一群の観察研究である. 便秘治療に使用された薬の量はプロトコル化されておらず個人にカスタマイズされている. アウトカムは自己報告式質問紙（月 1 回）であることから思い出しバイアスの可能性がある. 以上よりバイアスリスクは高「−2」とした. 含まれた研究が観察研究 1 本であるため，非一貫

性は低「0」とした．その他はパワー不足としていずれも −2（高）とした．以上から，エビデンスの確実性は，D（非常に弱い）とした．

　推奨決定のためのパネル会議では，エビデンスの確実性に加えて，益と害のバランス，対象者の主なアウトカムに対する価値感，費用，実現可能性について主に議論がなされた．排便日誌や問診はすでに一般診療で用いられているアセスメント方法であるため，費用がかかることは基本的にない．また，不快感やニードをいつも伝えることができるとは限らない患者の場合は本人にとってアウトカムに対する価値観や意向・希望にある程度のばらつきはあるものの，負担は大きくないと判断された．さらに，正しい分類による利益が間違った分類により起こりうる害を上回ること，医療上の不公平への影響もないこと，すでに臨床で広く利用されているアセスメント方法であることから，評価方法の信頼性と実現可能性は高いと判断された．

　診療ガイドラインの適用にあたっての促進要因は，排便日誌・問診はすでに広く臨床で使用されているアセスメント方法で，特別な機器などを使用せずとも実施できるということがあげられる．阻害要因はアセスメントにはある程度の教育や経験が必要なことがあげられる．

　以上から，本 CQ に対する推奨とエビデンスの強さは，GRADE 2D（推奨の強さ：弱，エビデンスの確実性（強さ）：非常に弱い）とした．

4）データベース検索結果

　constipation，physical examination，physical assessment，defecation care，便秘，身体診査，フィジカルアセスメント，排便ケア，をキーワードとした．データベースは，PubMed（2020 年 11 月 3 日まで），Embase（2020 年 11 月 3 日まで），The Cochrane Database of Systematic Reviews（CDSR）（2020 年 11 月 3 日まで），The Cochrane Library/CENTRAL（2020 年 11 月 3 日まで），CINAHL（2020 年 11 月 3 日まで），医学中央雑誌（2020 年 11 月 3 日まで）を用いた．その結果，一次スクリーニングにて2,013 編から 39 編を抽出し，二次スクリーニングの結果 1 編を採用した．データベース検索式は付録に含めた．

5）文献検索フローチャート

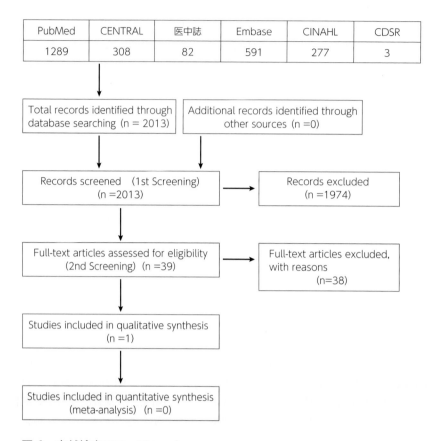

PubMed	CENTRAL	医中誌	Embase	CINAHL	CDSR
1289	308	82	591	277	3

Total records identified through database searching (n = 2013)

Additional records identified through other sources (n =0)

Records screened （1st Screening） (n =2013)

Records excluded (n =1974)

Full-text articles assessed for eligibility (2nd Screening) (n =39)

Full-text articles excluded, with reasons (n=38)

Studies included in qualitative synthesis (n =1)

Studies included in quantitative synthesis (meta-analysis) (n =0)

図6　文献検索フローチャート

6）二次スクリーニング後の一覧表

表16　二次スクリーニング後の一覧表

文献	研究デザイン	P	I	C	O
Charach, 2001	コホート研究	65～89歳の慢性便秘と下部尿路症状を有する患者	便秘パターン（1週間の排便回数，腹部膨満感，1日のトイレ滞在時間）に基づく便秘の判定とそれに基づく便秘治療（内服薬）	便秘治療開始前	1週間の排便回数，腹部膨満感，1日のトイレ滞在時間

7) 採用論文リスト

表 17　採用論文リスト

著者	書誌情報
Charach G, Greenstein A, Rabinovich P, et al.	Alleviating constipation in the elderly improves lower urinary tract symptoms. Gerontology 2001; 47: 72-76.

8) 評価シート：個々の報告評価

表 18　評価シート：個々の報告評価

CQ	CQ5
対象	排便に関する不快感やニードをいつも伝えることができるとは限らない 18 歳以上の成人患者
介入	排便日誌，問診を用いた系統的なアセスメントに基づく排便ケア
対照	従来の便秘のアセスメントのみに基づく排便ケア

＊バイアスリスク，非直接性
　各ドメインの評価は「高（− 2）」，「中／疑い（− 1）」，「低（0）」の 3 段階．
　まとめは「高（− 2）」，「中（− 1）」，「低（0）」の 3 段階でエビデンス総体に反映させる．
＊＊上昇要因
　各項目の評価は「高（＋ 2）」，「中（＋ 1）」，「低（0）」の 3 段階．
　まとめは「高（＋ 2）」，「中（＋ 1）」，「低（0）」の 3 段階でエビデンス総体に反映させる．
アウトカムごとに別紙にまとめる．

連続変数の場合には以下を使用．
不要分は削除．

リスク人数（平均値，標準偏差）

対照群	平均値	標準偏差	介入群	平均値	標準偏差	平均値差・標準化平均値	標準偏差

アウトカム		排便回数（回数／週）																									
個別研究		バイアスリスク＊							上昇要因＊＊				非直接性＊					リスク人数（アウトカム率）							
		選択バイアス	実行バイアス	検出バイアス	症例減少バイアス	その他			量反応関係	効果減弱交絡	効果の大きさ	まとめ	対象	介入	対照	アウトカム	まとめ	対照群分母	対照群分子	（%）	介入群分母	介入群分子	（%）	効果指標（種類）	効果指標（値）	信頼区間
研究コード	研究デザイン	背景因子の差	ケアの差	不適切なアウトカム測定	不完全なフォローアップ	不十分な交絡の調整	その他のバイアス	まとめ																		
Charach, 2001	コホート研究	− 2	− 2	− 1	− 1	− 2	0	− 2	0	0	0	0	− 1	− 2	− 1	− 1	− 1	NA	NA	NA	52	4.7	1.2	NA	NA	

9) 評価シート：エビデンス総体の評価

表 19　評価シート：エビデンス総体の評価

CQ	CQ5
対象	排便に関する不快感やニードをいつも伝えることができるとは限らない 18 歳以上の成人患者
介入	排便日誌，問診を用いた系統的なアセスメントに基づく排便ケア
対照	従来の便秘のアセスメントのみに基づく排便ケア

エビデンスの強さは RCT は “強（A）” からスタート，観察研究は “弱（C）” からスタート
＊各ドメインは “高（− 2）”，“中／疑い（− 1）”，“低（0）” の 3 段階
＊＊上昇要因は “高（＋ 2）”，“中（＋ 1）”，“低（0）” の 3 段階．
＊＊＊エビデンスの強さは “強（A）”，“中（B）”，“弱（C）”，“非常に弱（D）” の 4 段階
＊＊＊＊重要性はアウトカムの重要性（1 〜 9）

連続変数の場合には以下を使用．不要分は削除．

リスク人数（平均値，標準偏差）

対照群	平均値	標準偏差	介入群	平均値	標準偏差	平均値差・標準化平均値	標準偏差

エビデンス総体								リスク人数（アウトカム率）									
アウトカム	研究デザイン／研究数	＊バイアスリスク	＊非一貫性	＊不精確性	＊非直接性	その他（出版バイアスなど）	＊＊上昇要因	対照群分母	対照群分子	（%）	介入群分母	介入群分子	（%）	効果指標（種類）	効果指標統合値	95%信頼区間	＊＊＊エビデンスの強さ	＊＊＊＊重要性
排便回数／週	コホート研究／1	− 2	0	− 2	− 1	− 2	0	NA	NA	NA	52	4.7	1.2	NA	NA	NA	非常に弱（D）	7
腹部膨満感	コホート研究／1	− 2	0	− 2	− 1	− 2	0	NA	NA	NA	52	5	9.6154	NA	NA	NA	非常に弱（D）	6

10）定性的システマティックレビュー

表20 定性的システマティックレビュー

CQ	5	排便に関する不快感やニードをいつも伝えることができるとは限らない成人患者において，排便日誌，問診を用いた系統的なアセスメントに基づく排便ケアは，患者アウトカムの改善に有用か．
P		排便に関する不快感やニードをいつも伝えることができるとは限らない18歳以上の成人患者
I		排便日誌，問診を用いた系統的なアセスメントに基づく排便ケア
C		従来の便秘のアセスメントのみに基づく排便ケア（あるいは無し）
臨床的文脈		便秘診療プロセスのうち診断（アセスメント）に分類される．便秘時のアセスメントでは，まず問診や排便日誌より便秘の疑いの有無を判断する．次いで，観察・情報収集を行う．観察・情報収集では，腹部，肛門症状，原疾患の病態，排便機能検査・画像検査により消化器の機能について，さらに排便動作，生活習慣，について観察することで，便秘の評価を行う．評価した便秘の分類に基づき適切な排便ケアを実施する． 自覚症状を訴えられない成人を対象とした，排便日誌・問診による評価に基づく排便ケアが，患者アウトカムの改善に寄与するかどうか明らかにする必要がある．
01		排便回数／週
非直接性のまとめ		自覚症状を訴えられる者が対象者となっており，自己報告式質問紙を用いてアウトカムを報告している．また，排便日誌・問診のデータが介入のために用いられているのではなくアウトカムデータとして測定されており，介入前後で便秘アセスメント方法が異なるか否か不明であることから，非直接性は中／疑い「－1」とした．
バイアスリスクのまとめ		対照群のない単一群の観察研究である．便秘治療に使用された薬の量はプロトコル化されておらず個人にカスタマイズされている．アウトカムは自己報告式質問紙（月1回）であることから思い出しバイアスの可能性がある．以上よりバイアスリスクは高「－2」とした．
非一貫性その他のまとめ		含まれた研究が観察研究1本であるため，非一貫性は低「0」とした．その他はパワー不足としていずれも－2（高）とした．
コメント		
02		腹部膨満感
非直接性のまとめ		自覚症状を訴えられる者が対象者となっており，自己報告式質問紙を用いてアウトカムを報告している．また，排便日誌・問診のデータが介入のために用いられているのではなくアウトカムデータとして測定されており，介入前後で便秘アセスメント方法が異なるか否か不明であることから，非直接性は中／疑い「－1」とした．
バイアスリスクのまとめ		対照群のない単一群の観察研究である．便秘治療に使用された薬の量はプロトコル化されておらず個人にカスタマイズされている．アウトカムは自己報告式質問紙（月1回）であることから思い出しバイアスの可能性がある．以上よりバイアスリスクは高「－2」とした．
非一貫性その他のまとめ		含まれた研究が観察研究1本であるため，非一貫性は低「0」とした．その他はパワー不足としていずれも－2（高）とした．
コメント		

文献

1）Charach G, Greenstein A, Rabinovich P, et al. Alleviating constipation in the elderly improves lower urinary tract symptoms. Gerontology 2001; **47**: 72-76.

CQ 6

排便に関する不快感やニードをいつも伝えることができるとは限らない成人患者において，身体診査技術（視診・聴診・打診・触診）を用いた系統的なアセスメントに基づく排便ケアは，患者アウトカムの改善に有用か．

1）推奨文

○排便に関する不快感やニードをいつも伝えることができるとは限らない成人患者において，身体診査技術（視診・聴診・打診・触診）を用いた系統的なアセスメントに基づく排便ケアを行うことを推奨する．

推奨の強さ▶専門家合議による推奨

[付帯事項] 十分なエビデンスに基づく身体診査技術（視診・聴診・打診・触診）を用いた系統的なアセスメントに基づく排便ケアの推奨は難しいが，パネル委員会による専門家の意見に基づき推奨を決定した．

2）背景・目的

腹部の身体診査技術（視診・聴診・打診・触診）は，問診に加えて，便秘の原因である腸管運動の低下，腹部膨満などの便秘症状のアセスメント，がんや消化管閉塞などの器質性疾患の除外のために実施されており，便秘に対するフィジカルアセスメントとして，一般的に広く用いられている．

しかしながらこれまで，身体診査技術（視診・聴診・打診・触診）によるアセスメントに基づく排便ケアが患者アウトカムに及ぼす影響は明らかにされていない．今回，看護師による身体診査技術（視診・聴診・打診・触診）に基づく排便ケアの有用性について検証した．

3）解説

エビデンスの選択基準はランダム化比較対照試験とした．基準を満たす研究がない場合は観察研究も対象とした．基準を満たす本 CQ に対するエビデンスを提示する論文は抽出されなかった．

推奨決定のためのパネル会議では，エビデンスの確実性に加えて，益と害のバランス，対象者の主なアウトカムに対する価値感，費用，実現可能性について主に議論がなされた．身体診査技術としては，仰臥位で腹部の膨隆や圧痛などの触診，鼓音の打診，腸音の聴診を行い，器質的疾患の鑑別と便排出障害のため一般的に実施されているアセスメント技術である．また身体診査技術は基礎看護教育で全ての看護師が，身体診査技術を用いた系統的なアセスメントに基づく排便ケアの教育を受けている．苦痛はほとんどなく，身体診査を実施することによるデメリットはほとんどない．しかし，身体診査技術やアセスメントに基づく排便ケアの選択は，エキスパートと新人など個人差が生じる可能性がある．身体診査技術はすでに一般化されている技術であるため，対照群を設定した研究の実施可能性が低い．

以上から，十分なエビデンスに基づくケアの推奨は難しいが，パネル委員会による専門家の意見に基づき推奨を決定した．

Part 2 ・ 各 CQ の推奨文とシステマティックレビュー

4) データベース検索結果

　constipation，physical examination，physical assessment，defecation care，便秘，身体診査，フィジカルアセスメント，排便ケア，をキーワードとした．データベースには，PubMed（2020 年 11 月 3 日まで），Embase（2020 年 11 月 3 日まで），CochraneDatabase of Systematic Reviews（2020 年 11 月 3 日まで），The Cochrane Library/CENTRAL（2020 年 11 月 3 日まで），CINAHL（2020 年 11 月 3 日まで），医学中央雑誌（2021 年月日まで）を用いた．その結果，一次スクリーニングにて 2,013 編から 110 編を抽出し，二次スクリーニングの結果，採用された論文はなかった．データベース検索式は付録に含めた．

5) 文献検索フローチャート

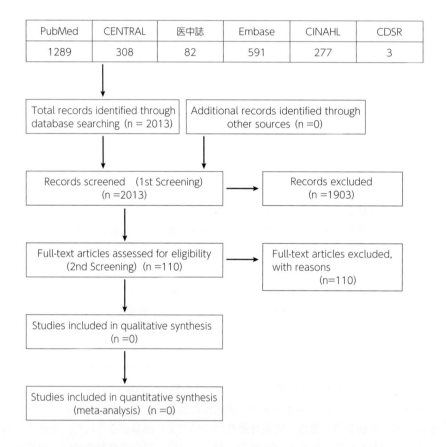

PubMed	CENTRAL	医中誌	Embase	CINAHL	CDSR
1289	308	82	591	277	3

Total records identified through database searching (n = 2013)

Additional records identified through other sources (n =0)

Records screened　(1st Screening) (n =2013)

Records excluded (n =1903)

Full-text articles assessed for eligibility (2nd Screening)　(n =110)

Full-text articles excluded, with reasons (n=110)

Studies included in qualitative synthesis (n =0)

Studies included in quantitative synthesis (meta-analysis)　(n =0)

図 7　文献検索フローチャート

4. CQ 7

CQ 7

排便に関する不快感やニードをいつも伝えることができるとは限らない成人患者において，直腸指診によるアセスメントに基づく排便ケアは，患者アウトカムの改善に有用か．

1）推奨文

○排便に関する不快感やニードをいつも伝えることができるとは限らない成人患者において，直腸指診による排便ケアを行うことを強く推奨する．

GRADE 1D（推奨の強さ：強，エビデンスの確実性（強さ）：非常に弱い）

［付帯事項］十分なエビデンスに基づく直腸指診による排便ケアの推奨は難しいが，臨床上明らかに直腸内便の有無を評価でき，かつ他の CQ の参照基準としていることから専門家の意見に基づき推奨を決定した．本ガイドラインの対象者は，排便に関する不快感やニードをいつも伝えることができるとは限らない．直腸指診を行う場合は，実施時の羞恥心や痛み，不快感などストレスに対するよりいっそうの配慮が必要である．

2）背景・目的

　正常な状態では，便意を感じていないときは，直腸に糞便はなく空虚で，糞便は S 状結腸より口側に貯留している．左半結腸に大蠕動が生じると，S 状結腸に貯留していた糞便が一気に直腸に移動して直腸壁が伸展され，その伸展刺激が骨盤神経を介して大脳皮質に伝わって便意を感じる．しかし，排便に関する不快感やニードをいつも伝えることができるとは限らない成人患者では，直腸に糞便が存在していても感覚がなく便秘が疑われる場合がある．このような場合に，直腸指診による観察結果に基づいた排便ケアの有用性を明らかにする必要があると考え，検証した．

3）解説

　エビデンスの選択基準はランダム化比較対照試験とした．基準を満たす研究がない場合は観察研究も対象とした．システマティックレビューの結果，基準を満たす本 CQ に対するエビデンスを提示する論文は抽出されなかった．

　推奨決定のためのパネル会議では，エビデンスの確実性に加えて，益と害のバランス，対象者の主なアウトカムに対する価値感，費用，実現可能性について主に議論がなされた．便秘時の直腸便貯留の評価を行うために直腸指診によるアセスメントに基づく排便ケアを行うことは，患者アウトカムの改善に有用であるかは不明だが，直腸指診による直腸感覚や直腸反射を観察することで排便ケアの提案に生かすことができる可能性がある．エビデンスがないため，エビデンスの効果や確実性については評価ができないが，すでに一般的に実施されている介入方法のため，実現可能性は高いとされた．実施にあたっては対象者に苦痛を与えることなく，安全に実施し，必要な直腸感覚や反射に関する情報が得られるようにするための技術習得が必要である．

　以上から，十分なエビデンスに基づくケアの推奨は難しいが，専門家の意見に基づき推奨を決定した．

4) データベース検索結果

constipation, physical examination, physical assessment, defecation care, 便秘, 身体診査, フィジカルアセスメント, 排便ケア, をキーワードとした.

データベースには, PubMed (2020年11月3日まで), Embase (2020年11月3日まで), The Cochrane Database of Systematic Reviews (CDSR) (2020年11月3日まで), The Cochrane Library/CENTRAL (2020年11月3日まで), CINAHL (2020年11月3日まで), 医学中央雑誌 (2021年月日まで) を用いた. その結果, 一次スクリーニングにて2,013編から8編を抽出し, 二次スクリーニングの結果, 採用された論文はなかった. データベース検索式は付録に含めた.

5) 文献検索フローチャート

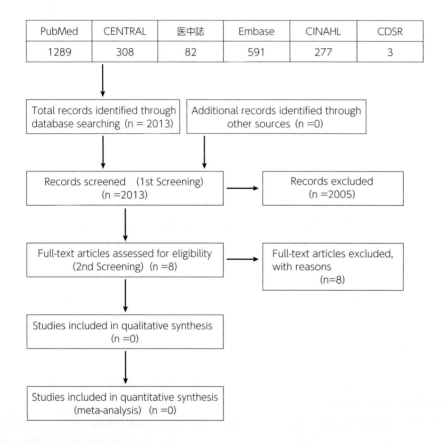

図8　文献検索フローチャート

CQ 8

排便に関する不快感やニードをいつも伝えることができるとは限らない成人患者において，超音波画像診断装置による直腸便貯留観察に基づく排便ケアは，患者アウトカムの改善に有用か．

1）推奨文

○排便に関する不快感やニードをいつも伝えることができるとは限らない成人患者において，超音波画像診断装置による直腸便貯留観察に基づく排便ケアを実施することを強く推奨する．

GRADE 1C（推奨の強さ：強，エビデンスの確実性（強さ）：弱）

［付帯事項］超音波画像診断装置での直腸便貯留観察の教育を受け，実践可能なレベルであると認められた看護師が行う．また，直腸観察が十分にできる超音波画像診断装置の条件として，コンベックスプローブを接続できることが必要である．プローブは，周波数 3.5～5 MHz の範囲で，解像度は，膀胱，子宮・膣または前立腺，直腸の輪郭が明瞭に描出できるレベルであることが望ましい．

2）背景・目的

排便に関する不快感やニードをいつも伝えることができるとは限らない成人患者において，直腸内の便貯留の有無を超音波画像診断装置で観察し，その結果に基づく適切な薬物療法や排便ケアを行うことは，有用である．

しかし，超音波画像診断装置による観察を加えたアセスメントによる排便ケアによって患者のアウトカムの改善に寄与するかは不明である．そこで，国内外の文献から超音波画像診断装置での観察結果に基づいた排便ケアの有用性について検証した．

3）解説

システマティックレビューの結果，1編の多層ベースラインシングルケース実験デザインと1編の症例報告が見つかった．

前者では，教育プログラムを受けた訪問看護師が，従来のフィジカルアセスメントに超音波画像診断装置の観察を追加し，観察結果に基づくケアを実施するアルゴリズムの効果が検証された[1]．15人の在宅療養者において，ベースライン期と介入期を比較した結果，硬便の回数（$p < 0.01$），摘便の回数（$p < 0.01$），刺激性下剤の使用量（$p < 0.01$），グリセリン浣腸の使用量（$p = 0.04$）が有意に減少した．介入効果の Tau-U は，0.34～0.56であり，適度な変化を示唆した．後者では，在宅療養中の85歳男性前立腺がん患者に，教育プログラムを受けた訪問看護師が，従来のフィジカルアセスメントに超音波画像診断装置の観察を追加し，観察結果に基づくケアを実施した[2]．その結果，便性状が硬便（BS 1）から普通便（BS 3～5）に変化し，摘便が不要となり，浣腸後にトイレで自力排泄可能となった．なお，文献数が2編のため，メタアナリシスは実施しなかった．

全てのアウトカム指標において，自覚症状を訴えることができる患者が含まれていたことから非直接性は「低（0）」，訪問看護師がエコーの結果を知っていることからバイアスリスクは「中/疑い

（−1）」，論文数が少ないことから非一貫性は「低い（0）」，不精確性は「中/疑い（−1）」と判定された．以上より，エビデンスの確実性をC（弱）とした．

　推奨決定のためのパネル会議では，エビデンスの確実性に加えて，益と害のバランス，対象者の主なアウトカムに対する価値感，費用，実現可能性について主に議論がなされた．健常な状態は直腸内には便やガスがほとんどない状態であるため，直腸内に便が存在する場合は適切な方法でできるだけ早く排出する必要がある．本ガイドラインの対象者は，排便に関する不快感やニードをいつも伝えることができるとは限らない成人患者であり，超音波画像診断装置にて直腸内の便貯留の有無を可視化できる望ましい益について全パネラーから述べられた．また，望ましくない効果として患者の羞恥心などの負の反応，時間的負担について議論がされた．超音波画像診断装置による観察に対する患者の反応についての論文はなかったが，超音波画像診断装置にて直腸内の便貯留観察を臨床で行っている医師，看護師から拒否する者がいないとの意見があった．さらに，超音波画像診断装置にて直腸内の便貯留観察を行う時間的負担も少ないとの意見が述べられた．費用，実現可能性について，超音波画像診断装置の購入費用，超音波画像診断装置での直腸便貯留観察の教育費用が議論された．いずれも初期費用はかかるが，維持費用としてはエコーゲルなどの比較的安価な消耗品であることや，これらの費用は患者が直接負担する費用ではないことから，推奨の強さを決定する際にコストの不利益面の重みに配慮することとした．

　以上から，エビデンスの確実性は低いが，対象者の益を考慮し，パネル委員会による専門家の意見に基づき，本CQに対する推奨とエビデンスの強さは，GRADE 1C（推奨の強さ：強，エビデンスの確実性（強さ）：弱）とした．

4）データベース検索結果

　constipation, physical examination, physical assessment, defecation care，便秘，身体診査，フィジカルアセスメント，排便ケア，をキーワードとした．データベースは，PubMed（2020年11月3日まで），Embase（2020年11月3日まで），The Cochrane Database of Systematic Reviews（CDSR）（2020年11月3日まで），The Cochrane Library/CENTRAL（2020年11月3日まで），CINAHL（2020年11月3日まで），医学中央雑誌（2020年11月3日まで）を用いた．その結果，一次スクリーニングにて2,013編から130編を抽出し，二次スクリーニングの結果，2編を採用した．データベース検索式は付録に含めた．

5) 文献検索フローチャート

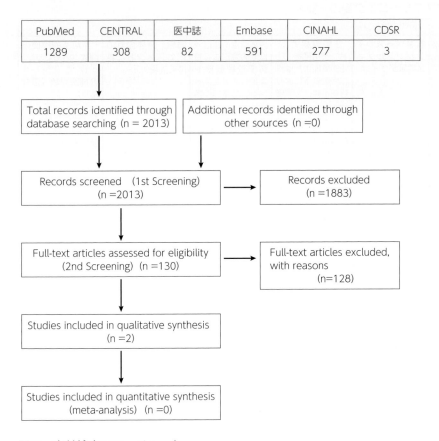

PubMed	CENTRAL	医中誌	Embase	CINAHL	CDSR
1289	308	82	591	277	3

Total records identified through database searching (n = 2013)

Additional records identified through other sources (n =0)

Records screened　(1st Screening) (n =2013)

Records excluded (n =1883)

Full-text articles assessed for eligibility (2nd Screening) (n =130)

Full-text articles excluded, with reasons (n=128)

Studies included in qualitative synthesis (n =2)

Studies included in quantitative synthesis (meta-analysis) (n =0)

図 9　文献検索フローチャート

6）二次スクリーニング後の一覧表

表 21　二次スクリーニング後の一覧表

文献	研究デザイン	P	I	C	O
Matsumoto M, 2020a	多層ベースラインシングルケース実験デザイン	在宅療養者 15 名　適格基準：①認知機能または身体機能低下により排便困難，②排便間隔 3 日以上または BS 1 または 2 点，③便量少，除外基準：①本人または家族が排便ケアを変更するつもりがない，②器質的な腸疾患の既往，③大腸から出血の危険性あり	身体診査に超音波診断装置による直腸便貯留観察を追加したアセスメントにも基づく排便ケア	問診，身体診査のアセスメントに基づく排便ケア	・非用手的排便の回数（週あたり） ・硬便（BS 1-2）の排便回数（週あたり） ・用手的排便の回数（週あたり） ・非刺激性下剤の使用量（週あたり） ・刺激性下剤の使用料（週あたり） ・グリセリン浣腸の使用量（週あたり） ・坐薬の使用量（週あたり）
Matsumoto M, 2020b	症例報告	85 歳，前立腺がん，在宅療養中	身体診査に超音波診断装置による直腸便貯留観察を追加したアセスメントにも基づく排便ケア	問診，身体診査のアセスメントに基づく排便ケア	・BS（中央値） ・摘便回数 ・浸透圧性下剤の使用量 ・グリセリン浣腸の使用量

BS：Bristol stool form scale

7）採用論文リスト

表 22　採用論文リスト

著者	書誌情報
Matsumoto M, Yoshida M, Yabunaka K, et al	Safety and efficacy of a defecation care algorithm based on ultrasonographic bowel observation in Japanese home-care settings: a single-case, multiple-baseline study. Geriatr Gerontol Int 2020a; 20: 187-194.
Matsumoto M, Yabunaka K, Yoshida M, et al	Improvement of constipation symptoms in an older adult patient by defecation care based on using a handheld ultrasound device in home care settings: a case report. J Wound Ostomy Continence Nurs 2020b; 47: 75-78.

8）評価シート：個々の報告評価

（1）アウトカム：ブリストルスケールの点数

表23　評価シート：個々の報告評価（アウトカム：ブリストルスケールの点数）

CQ	CQ8-1
対象	排便に関する不快感やニードをいつも伝えることができるとは限らない18歳以上の成人患者
介入	超音波画像診断装置を用いた観察に基づく排便ケア
対照	従来の便秘のアセスメントのみに基づく排便ケア

*バイアスリスク，非直接性
各ドメインの評価は「高（− 2）」，「中／疑い（− 1）」，「低（0）」の3段階．
まとめは「高（− 2）」，「中（− 1）」，「低（0）」の3段階でエビデンス総体に反映させる．
**上昇要因
各項目の評価は「高（＋ 2）」，「中（＋ 1）」，「低（0）」の3段階．
まとめは「高（＋ 2）」，「中（＋ 1）」，「低（0）」の3段階でエビデンス総体に反映させる．
アウトカムごとに別紙にまとめる．

連続変数の場合には以下を使用．不要分は削除．

アウトカム		ブリストルスケールの点数（便性状）																		リスク人数（平均値，標準偏差）							
個別研究		バイアスリスク*										上昇要因**				非直接性*					リスク人数（平均値，標準偏差）							
		選択バイアス		実行バイアス	検出バイアス	症例減少バイアス	その他			量反応関係	効果減弱交絡	効果の大きさ	まとめ	対象	介入	対照	アウトカム	まとめ	対照群	平均値	標準偏差	介入群	平均値	標準偏差	平均値差・標準化平均値	標準偏差	信頼区間
研究コード	研究デザイン	背景因子の差	ケアの差	不適切なアウトカム測定	不完全なフォローアップ	不十分な交絡の調整	その他のバイアス	まとめ																			
Matsumoto M, 2020b	症例報告	0	0	− 2	0	0	0	− 1	0	0	0	0	0	− 1	0	0	0	0	2	1.00	0	8	3.70	0.35	2.7	計算不可	計算不可

（2）アウトカム：非用手的排便の回数

表24　評価シート：個々の報告評価（アウトカム：非用手的排便の回数）

CQ	CQ8-2
対象	排便に関する不快感やニードをいつも伝えることができるとは限らない18歳以上の成人患者
介入	超音波画像診断装置を用いた観察に基づく排便ケア
対照	従来の便秘のアセスメントのみに基づく排便ケア

*バイアスリスク，非直接性
各ドメインの評価は「高（− 2）」，「中／疑い（− 1）」，「低（0）」の3段階．
まとめは「高（− 2）」，「中（− 1）」，「低（0）」の3段階でエビデンス総体に反映させる．
**上昇要因
各項目の評価は「高（＋ 2）」，「中（＋ 1）」，「低（0）」の3段階．
まとめは「高（＋ 2）」，「中（＋ 1）」，「低（0）」の3段階でエビデンス総体に反映させる．
アウトカムごとに別紙にまとめる．

連続変数の場合には以下を使用．不要分は削除．

アウトカム		非用手的排便の回数																		リスク人数（平均値，標準偏差）							
個別研究		バイアスリスク*										上昇要因**				非直接性*					リスク人数（平均値，標準偏差）							
		選択バイアス		実行バイアス	検出バイアス	症例減少バイアス	その他			量反応関係	効果減弱交絡	効果の大きさ	まとめ	対象	介入	対照	アウトカム	まとめ	対照群	平均値	標準偏差	介入群	平均値	標準偏差	平均値差・標準化平均値	標準偏差	信頼区間
研究コード	研究デザイン	背景因子の差	ケアの差	不適切なアウトカム測定	不完全なフォローアップ	不十分な交絡の調整	その他のバイアス	まとめ																			
Matsumoto M, 2020a	多層ベースラインシングルケース実験デザイン	0	0	− 2	− 1	0	0	− 1	0	0	0	0	0	− 1	0	0	0	0	69	1.25	1.94	73	1.85	1.86	0.60	0.32	[-0.03, -1.23]

(3) アウトカム：硬便の排便回数

表 25 評価シート：個々の報告評価（アウトカム：硬便の排便回数）

CQ	CQ8-3
対象	排便に関する不快感やニードをいつも伝えることができるとは限らない18歳以上の成人患者
介入	超音波画像診断装置を用いた観察に基づく排便ケア
対照	従来の便秘のアセスメントのみに基づく排便ケア

*バイアスリスク，非直接性
　各ドメインの評価は「高（−2）」，「中／疑い（−1）」，「低（0）」の3段階．
　まとめは「高（−2）」，「中（−1）」，「低（0）」の3段階でエビデンス総体に反映させる．
**上昇要因
　各項目の評価は「高（+2）」，「中（+1）」，「低（0）」の3段階．
　まとめは「高（+2）」，「中（+1）」，「低（0）」の3段階でエビデンス総体に反映させる．
アウトカムごとに別紙にまとめる．

連続変数の場合には以下を使用．不要分は削除．

アウトカム	週あたりの硬便（ブリストル1-2）の排便回数（便性状）																	リスク人数（平均値，標準偏差）							
個別研究		バイアスリスク*						上昇要因**				非直接性*					リスク人数（平均値，標準偏差）								
研究コード	研究デザイン	選択バイアス	実行バイアス	検出バイアス	症例減少バイアス	その他		量反応関係	効果減弱交絡	効果の大きさ	まとめ	対象	介入	対照	アウトカム	まとめ	対照群	平均値	標準偏差	介入群	平均値	標準偏差	平均値差・標準化平均値	標準偏差	信頼区間
		背景因子の差	ケアの差	不適切なアウトカム測定	不完全なフォローアップ	不十分な交絡の調整	その他のバイアス	まとめ																		
Matsumoto M. 2020a	多層ベースラインシングルケース実験デザイン	0	0	−2	−1	0	0	−1	0	0	0	0	−1	0	0	0	0	69	0.59	0.94	73	0.18	0.51	−0.41	0.16	[-0.66, -0.16]

(4) アウトカム：摘便の回数

表 26 評価シート：個々の報告評価（アウトカム：摘便の回数）

CQ	CQ8-4
対象	排便に関する不快感やニードをいつも伝えることができるとは限らない18歳以上の成人患者
介入	超音波画像診断装置を用いた観察に基づく排便ケア
対照	従来の便秘のアセスメントのみに基づく排便ケア

*バイアスリスク，非直接性
　各ドメインの評価は「高（−2）」，「中／疑い（−1）」，「低（0）」の3段階．
　まとめは「高（−2）」，「中（−1）」，「低（0）」の3段階でエビデンス総体に反映させる．
**上昇要因
　各項目の評価は「高（+2）」，「中（+1）」，「低（0）」の3段階．
　まとめは「高（+2）」，「中（+1）」，「低（0）」の3段階でエビデンス総体に反映させる．
アウトカムごとに別紙にまとめる．

連続変数の場合には以下を使用．不要分は削除．

アウトカム	週あたりの摘便回数																	リスク人数（平均値，標準偏差）							
個別研究		バイアスリスク*						上昇要因**				非直接性*					リスク人数（平均値，標準偏差）								
研究コード	研究デザイン	選択バイアス	実行バイアス	検出バイアス	症例減少バイアス	その他		量反応関係	効果減弱交絡	効果の大きさ	まとめ	対象	介入	対照	アウトカム	まとめ	対照群	平均値	標準偏差	介入群	平均値	標準偏差	平均値差・標準化平均値	標準偏差	信頼区間
		背景因子の差	ケアの差	不適切なアウトカム測定	不完全なフォローアップ	不十分な交絡の調整	その他のバイアス	まとめ																		
Matsumoto M. 2020a	多層ベースラインシングルケース実験デザイン	0	0	−2	−1	−1	0	−1	0	0	0	0	−1	0	0	0	−1	69	1.46	1.03	73	0.88	0.06	−0.50	0.11	[-0.91, -0.25]
Matsumoto M. 2020b	症例報告	0	0	−2	0	−1	0	−1	0	0	0	0	−1	0	0	0	0	2	3.00	0.00	8	0.38	0.48	−2.63	0.12	計算不可

(5) アウトカム：非刺激性下剤の使用量

表27　評価シート：個々の報告評価（アウトカム：非刺激性下剤の使用量）

CQ	CQ8-5
対象	排便に関する不快感やニードをいつも伝えることができるとは限らない18歳以上の成人患者
介入	超音波画像診断装置を用いた観察に基づく排便ケア
対照	従来の便秘のアセスメントのみに基づく排便ケア

*バイアスリスク，非直接性
　各ドメインの評価は「高（−2）」，「中／疑い（−1）」，「低（0）」の3段階.
　まとめは「高（−2）」，「中（−1）」，「低（0）」の3段階でエビデンス総体に反映させる.
**上昇要因
　各項目の評価は「高（+2）」，「中（+1）」，「低（0）」の3段階.
　まとめは「高（+2）」，「中（+1）」，「低（0）」の3段階でエビデンス総体に反映させる.
アウトカムごとに別紙にまとめる.

連続変数の場合は以下を使用．不要分は削除．
リスク人数（平均値，標準偏差）

アウトカム		週あたりの非刺激性下剤の使用量																						
個別研究		バイアスリスク*						上昇要因**				非直接性*					リスク人数（平均値，標準偏差）							
研究コード	研究デザイン	選択バイアス	実行バイアス	検出バイアス	症例減少バイアス	その他		量反応関係	効果減弱交絡	効果の大きさ		対象	介入	対照	アウトカム		対照群		介入群					信頼区間
		背景因子の差	ケアの差	不適切なアウトカム測定	不完全なフォローアップ	不十分な交絡の調整	その他のバイアス	まとめ					まとめ				まとめ	平均値	標準偏差	平均値	標準偏差	平均値の差・標準化平均値	標準偏差	
Matsumoto M, 2020a	多層ベースラインシングルケース実験デザイン	0	0	−2	−1	−1	0	−1	0	0	0	0	−1	0	0	0	0	69	3589	3609	76	4041	4304	452.0	434.5	[−836.98, 1740.98]
Matsumoto M, 2020b	症例報告	0	0	−2	0	−1	0	−1	0	0	0	0	−1	0	0	0	0	2	1414	94.29	8	1680	62.09	265.5	493.7	[128.42, 403.58]

(6) アウトカム：刺激性下剤の使用量

表28　評価シート：個々の報告評価（アウトカム：刺激性下剤の使用量）

CQ	CQ8-6
対象	排便に関する不快感やニードをいつも伝えることができるとは限らない18歳以上の成人患者
介入	超音波画像診断装置を用いた観察に基づく排便ケア
対照	従来の便秘のアセスメントのみに基づく排便ケア

*バイアスリスク，非直接性
　各ドメインの評価は「高（−2）」，「中／疑い（−1）」，「低（0）」の3段階.
　まとめは「高（−2）」，「中（−1）」，「低（0）」の3段階でエビデンス総体に反映させる.
**上昇要因
　各項目の評価は「高（+2）」，「中（+1）」，「低（0）」の3段階.
　まとめは「高（+2）」，「中（+1）」，「低（0）」の3段階でエビデンス総体に反映させる.
アウトカムごとに別紙にまとめる.

連続変数の場合には以下を使用．不要分は削除．
リスク人数（平均値，標準偏差）

アウトカム		週あたりの刺激性下剤の使用量																						
個別研究		バイアスリスク*						上昇要因**				非直接性*					リスク人数（平均値，標準偏差）							
研究コード	研究デザイン	選択バイアス	実行バイアス	検出バイアス	症例減少バイアス	その他		量反応関係	効果減弱交絡	効果の大きさ		対象	介入	対照	アウトカム		対照群		介入群					信頼区間
		背景因子の差	ケアの差	不適切なアウトカム測定	不完全なフォローアップ	不十分な交絡の調整	その他のバイアス	まとめ					まとめ				まとめ	平均値	標準偏差	平均値	標準偏差	平均値の差・標準化平均値	標準偏差	
Matsumoto M, 2020a	多層ベースラインシングルケース実験デザイン	0	0	−2	−1	−1	0	−1	0	0	0	0	−1	0	0	0	0	69	22.7	44.6	76	14.1	34.2	−8.6	3.92	[−21.63, 4.43]

(7) アウトカム：グリセリン浣腸の使用量

表29　評価シート：個々の報告評価（アウトカム：グリセリン浣腸の使用量）

CQ	CQ8-7
対象	排便に関する不快感やニードをいつも伝えることができるとは限らない18歳以上の成人患者
介入	超音波画像診断装置を用いた観察に基づく排便ケア
対照	従来の便秘のアセスメントのみに基づく排便ケア

*バイアスリスク，非直接性
　各ドメインの評価は「高（− 2）」，「中／疑い（− 1）」，「低（0）」の3段階.
　まとめは「高（− 2）」，「中（− 1）」，「低（0）」の3段階でエビデンス総体に反映させる.
**上昇要因
　各項目の評価は「高（＋ 2）」，「中（＋ 1）」，「低（0）」の3段階.
　まとめは「高（＋ 2）」，「中（＋ 1）」，「低（0）」の3段階でエビデンス総体に反映させる.
アウトカムごとに別紙にまとめる.

アウトカム		週あたりのグリセリン浣腸の使用量																						
個別研究		バイアスリスク*							上昇要因**				非直接性*					リスク人数（平均値，標準偏差）						
		選択バイアス	実行バイアス	検出バイアス	症例減少バイアス	その他			量反応関係	効果減弱交絡	効果の大きさ	まとめ	対象	介入	対照	アウトカム	まとめ	対照群	平均値	標準偏差	介入群	平均値	標準偏差	
研究コード	研究デザイン	背景因子の差	ケアの差	不適切なアウトカム測定	不完全なフォローアップ	不十分な交絡の調整	その他のバイアス	まとめ																平均値差・標準化平均値	標準偏差	信頼区間
Matsumoto M, 2020a	多層ベースラインシングルケース実験デザイン	0	0	− 2	− 1	− 1	0	− 1	0	0	0	0	− 1	0	0	0	0	69	58.3	62.1	73	45.2	59.4	− 13.1 / 7.48 / [-33.11, 6.91]
Matsumoto M, 2020b	症例報告	0	0	− 2	0	− 1	0	− 1	0	0	0	0	− 1	0	0	0	0	2	180.0	0	8	97.5	59.5	− 82.5 / 計算不可 / 計算不可

(8) アウトカム：坐薬の使用量

表30　評価シート：個々の報告評価（アウトカム：坐薬の使用量）

CQ	CQ8-8
対象	排便に関する不快感やニードをいつも伝えることができるとは限らない18歳以上の成人患者
介入	超音波画像診断装置を用いた観察に基づく排便ケア
対照	従来の便秘のアセスメントのみに基づく排便ケア

*バイアスリスク，非直接性
　各ドメインの評価は「高（− 2）」，「中／疑い（− 1）」，「低（0）」の3段階.
　まとめは「高（− 2）」，「中（− 1）」，「低（0）」の3段階でエビデンス総体に反映させる.
**上昇要因
　各項目の評価は「高（＋ 2）」，「中（＋ 1）」，「低（0）」の3段階.
　まとめは「高（＋ 2）」，「中（＋ 1）」，「低（0）」の3段階でエビデンス総体に反映させる.
アウトカムごとに別紙にまとめる.

アウトカム		週あたりの坐薬の使用量																						
個別研究		バイアスリスク*							上昇要因**				非直接性*					リスク人数（平均値，標準偏差）						
		選択バイアス	実行バイアス	検出バイアス	症例減少バイアス	その他			量反応関係	効果減弱交絡	効果の大きさ	まとめ	対象	介入	対照	アウトカム	まとめ	対照群	平均値	標準偏差	介入群	平均値	標準偏差	
研究コード	研究デザイン	背景因子の差	ケアの差	不適切なアウトカム測定	不完全なフォローアップ	不十分な交絡の調整	その他のバイアス	まとめ																平均値差・標準化平均値	標準偏差	信頼区間
Matsumoto M, 2020a	多層ベースラインシングルケース実験デザイン	0	0	− 2	− 1	− 1	0	− 1	0	0	0	0	− 1	0	0	0	0	69	0.36	1.22	79	0.16	0.61	− 0.20 / 0.15 / [-0.52, 0.12]

9) 評価シート：エビデンス総体の評価

表31　評価シート：エビデンス総体の評価

CQ	CQ8
対象	排便に関する不快感やニードをいつも伝えることができるとは限らない18歳以上の成人患者
介入	超音波画像診断装置を用いた観察に基づく排便ケア
対照	従来の便秘のアセスメントのみに基づく排便ケア

エビデンスの強さはRCTは"強（A）"からスタート，観察研究は"弱（C）"からスタート
*各ドメインは"高（−2）"，"中/疑い（−1）"，"低（0）"の3段階
**上昇要因は"高（＋2）"，"中（＋1）"，"低（0）"の3段階.
***エビデンスの強さは"強（A）"，"中（B）"，"弱（C）"，"非常に弱（D）"の4段階
****重要性はアウトカムの重要性（1〜9）

連続変数の場合には以下を使用，不要分は削除.

リスク人数（平均値，標準偏差）							
対照群	平均値	標準偏差	介入群	平均値	標準偏差	平均値差・標準化平均値	標準偏差

エビデンス総体

アウトカム	研究デザイン／研究数	*バイアスリスク	*非一貫性	*不精確性	*非直接性	*その他（出版バイアスなど）	**上昇要因（観察研究）	対照群	平均値	標準偏差	介入群	平均値	標準偏差	平均値差・標準化平均値	標準偏差	95%信頼区間	***エビデンスの強さ	****重要性
ブリストルスケールの点数	症例報告(1)	−1	0	−1	0	0	0	2	1.00	0	8	3.70	0.35	2.70	計算不可	計算不可	弱（C）	7.4
非用手的排便の回数	シングルケース(1)	−1	0	−1	0	0	0	69	1.25	1.94	73	1.85	1.86	0.60	0.32	[−0.03, 1.23]	弱（C）	7.4
硬便の排便回数	シングルケース(1), 症例報告(1)	−1	0	−1	0	0	0	69	0.59	0.94	73	0.18	0.51	−0.42	0.16	[−0.66, −0.16]	弱（C）	7.4
摘便の回数	シングルケース(1), 症例報告(1)	−1	0	−1	0	0	0	71	1.50	1.05	81	0.83	0.94	−0.67	0.16	[−0.91, −0.25]	弱（C）	7
非刺激性下剤の使用量	シングルケース(1), 症例報告(1)	−1	0	−1	0	0	0	71	3527.73	35756	84	3816.1	4152.2	288.37	657.7	[131.29, 404.90]	弱（C）	6.4
刺激性下剤の使用量	シングルケース(1)	−1	0	−1	0	0	0	69	22.7	44.6	76	14.1	34.2	−8.60	3.92	[−21.63, 4.43]	弱（C）	6.4
グリセリン浣腸の使用量	シングルケース(1), 症例報告(1)	−1	0	−1	0	0	0	71	61.7	64.4	81	50.4	61.4	−11.30	10.21	[−33.11, 6.91]	弱（C）	6.5
坐薬の使用量	シングルケース(1)	−1	0	−1	0	0	0	69	0.36	1.22	79	0.16	0.61	−0.20	0.15	[−0.52, 0.12]	弱（C）	6.5

10) 定性的システマティックレビュー

表32 定性的システマティックレビュー

CQ	8	排便に関する不快感やニードをいつも伝えることができるとは限らない成人患者において，超音波画像診断装置による直腸便貯留観察に基づく排便ケアは，患者アウトカムの改善に有用か.
P		排便に関する不快感やニードをいつも伝えることができるとは限らない18歳以上の成人患者
I		超音波画像装置を用いた観察に基づく排便ケア
C		従来の便秘のアセスメントのみに基づく排便ケア
臨床的文脈		便秘時のアセスメントでは，まず問診や排便日誌より便秘の疑いの有無を判断し，次に観察・情報収集を行う．観察・情報収集では，腹部，肛門症状，原疾患の病態，排便機能検査・画像検査により消化器の機能について，さらに排便動作，生活習慣，について観察することで，便秘の評価を行う．評価した便秘の分類に基づき適切な排便ケアを実施する．近年，超音波画像診断装置を用いた観察が便貯留の評価のひとつとして臨床で普及しつつある．これは，高エコーや音響陰影の有無から便貯留の有無や硬便であるかどうかを評価する方法である.
01		ブリストルスケールの点数
非直接性のまとめ		自覚症状を訴えることのできる患者が含まれておりアウトカムに多少影響する可能性があることから非直接性は「低（0）」とした.
バイアスリスクのまとめ		訪問看護師がエコーの結果を知っていた場合，便形の観察結果がゆがむ可能性があり，検出バイアスとなることからバイアスリスクは「中／疑い（−1）」とした.
非一貫性その他のまとめ		文献が1つのみのため非一貫性は「低(0)」とした．サンプル数が少ないため不精確性は「中／疑い（−1）」とした.
コメント		
02		非用手的排便の回数
非直接性のまとめ		自覚症状を訴えることのできる患者が含まれておりアウトカムに多少影響する可能性があることから非直接性は「低（0）」とした.
バイアスリスクのまとめ		訪問看護師がエコーの結果を知っていた場合，意図的に非用手的排便を促す可能性があり，検出バイアスとなることからバイアスリスクは「中／疑い（−1）」とした.
非一貫性その他のまとめ		文献が1つのみのため非一貫性は「低(0)」とした．サンプル数が少ないため不精確性は「中／疑い（−1）」とした.
コメント		
03		硬便の排便回数
非直接性のまとめ		自覚症状を訴えることのできる患者が含まれておりアウトカムに多少影響する可能性があることから非直接性は「低（0）」とした.
バイアスリスクのまとめ		訪問看護師がエコーの結果を知っていた場合，便の状態の観察結果がゆがむ可能性があり，検出バイアスとなることからバイアスリスクは「中／疑い（−1）」とした.
非一貫性その他のまとめ		文献が1つのみのため非一貫性は「低(0)」とした．サンプル数が少ないため不精確性は「中／疑い（−1）」とした.
コメント		
04		摘便の回数
非直接性のまとめ		自覚症状を訴えることのできる患者が含まれておりアウトカムに多少影響する可能性がある．また，1つの文献では摘便以外に坐薬，浣腸も含めて用手的排便としていることから非直接性は「低（0）」とした.
バイアスリスクのまとめ		訪問看護師がエコーの結果を知っていた場合，意図的に摘便を減らす可能性があり，検出バイアスとなることからバイアスリスクは「中／疑い（−1）」とした.
非一貫性その他のまとめ		2つの文献でともに摘便の回数は介入群で減少傾向であるため非一貫性は「低(0)」とした．サンプル数が少ないため不精確性は「中／疑い（−1）」とした.
コメント		

表 32 （つづき）

05	非刺激性下剤の使用量
非直接性のまとめ	自覚症状を訴えることのできる患者が含まれておりアウトカムに多少影響する可能性があることから非直接性は「低（0）」とした．
バイアスリスクのまとめ	訪問看護師がエコーの結果を知っていた場合，意図的に非刺激性下剤を増やす可能性があり，検出バイアスとなることからバイアスリスクは「中／疑い（− 1）」とした．
非一貫性その他のまとめ	2 つの文献でともに非刺激性下剤の使用量は介入群で増加傾向であるため非一貫性は「低（0）」とした．サンプル数が少ないため不精確性は「中／疑い（− 1）」とした．
コメント	
06	刺激性下剤の使用量
非直接性のまとめ	自覚症状を訴えることのできる患者が含まれておりアウトカムに多少影響する可能性があることから非直接性は「低（0）」とした．
バイアスリスクのまとめ	訪問看護師がエコーの結果を知っていた場合，意図的に刺激性下剤を減らす可能性があり，検出バイアスとなることからバイアスリスクは「中／疑い（− 1）」とした．
非一貫性その他のまとめ	文献が 1 つのみのため非一貫性は「低（0）」とした．サンプル数が少ないため不精確性は「中／疑い（− 1）」とした．
コメント	
07	グリセリン浣腸の使用量
非直接性のまとめ	自覚症状を訴えることのできる患者が含まれておりアウトカムに多少影響する可能性があることから非直接性は「低（0）」とした．
バイアスリスクのまとめ	訪問看護師がエコーの結果を知っていた場合，意図的に浣腸の使用を減らす可能性があり，検出バイアスとなることからバイアスリスクは「中／疑い（− 1）」とした．
非一貫性その他のまとめ	2 つの文献でともに浣腸の使用量は介入群で減少傾向であるため非一貫性は「低（0）」とした．サンプル数が少ないため不精確性は「中／疑い（− 1）」とした．
コメント	
08	坐薬の使用量
非直接性のまとめ	自覚症状を訴えることのできる患者が含まれておりアウトカムに多少影響する可能性があることから非直接性は「低（0）」とした．
バイアスリスクのまとめ	訪問看護師がエコーの結果を知っていた場合，意図的に坐薬の使用を減らす可能性があり，検出バイアスとなることからバイアスリスクは「中／疑い（− 1）」とした．
非一貫性その他のまとめ	文献が 1 つのみのため非一貫性は「低（0）」とした．サンプル数が少ないため不精確性は「中／疑い（− 1）」とした．
コメント	

文献

1) Matsumoto M, Yoshida M, Yabunaka K, et al. Safety and efficacy of a defecation care algorithm based on ultrasonographic bowel observation in Japanese home-care settings: a single-case, multiple-baseline study. Geriatr Gerontol Int 2020a; **20**: 187-194.
2) Matsumoto M, Yabunaka K, Yoshida M, et al. Improvement of constipation symptoms in an older adult patient by defecation care based on using a handheld ultrasound device in home care settings: a case report. J Wound Ostomy Continence Nurs 2020b; **47**: 75-78.

Part 2 ● 各 CQ の推奨文とシステマティックレビュー

付　録

1. クリニカルクエスチョンの設定表

重要臨床課題 1

スコープで取り上げた重要臨床課題 (key clinical issues)				
重要臨床課題 1：排便に関する不快感やニードをいつも伝えることができるとは限らない成人患者に対して，便秘時の大腸便貯留のアセスメントを行うために，排便日誌や問診を用いることは有用か.				
CQ の構成要素				
P (Patients, Problem, Population)				
性別	指定なし			
年齢	18 歳以上			
疾患・病態	排便に関する不快感やニードをいつも伝えることができるとは限らない成人			
地理的要件	特になし			
その他	特になし			
I (Interventions) /C (Comparisons, Controls) のリスト				
I：排便日誌・問診を用いた系統的なアセスメント C：従来の便秘のアセスメントのみ（あるいは無し） Outcome は 5 点以上で採用				
O (Outcomes) のリスト				
	Outcome の内容	益か害か	重要度	採用可否
O1	便秘同定の感度・特異度	益	7.8 点	○
O2	便貯留検出の感度・特異度	益	7.5 点	○
O3	便性状	益	7.4 点	○
O4	残便感	益	7.1 点	○
O5	患者の満足度	益	7.1 点	○
O6	排便回数（間隔 or 回数 / 週）	益	7.0 点	○
O7	下痢の発生	益	6.8 点	○
O8	摘便回数	益	6.8 点	○
O9	排便量	益	6.6 点	○
O10	排便時の疼痛	益	6.6 点	○
O11	下剤使用量（内服薬）	益	6.5 点	○
O12	下剤使用量（外用薬）	益	6.5 点	○
O13	試みてからの排便できた回数	益	6.5 点	○
O14	腹痛	益	6.4 点	○
O15	腹部膨満感	益	6.0 点	○
O16	排便にかかる時間	益	5.9 点	○
作成した CQ				
CQ 1：排便に関する不快感やニードをいつも伝えることができるとは限らない成人患者において，排便日誌，問診を用いた系統的なアセスメントは便秘の評価に有用か. CQ5：排便に関する不快感やニードをいつも伝えることができるとは限らない成人患者において，排便日誌，問診を用いた系統的なアセスメントに基づく排便ケアは，患者アウトカムの改善に有用か.				

重要臨床課題 2

スコープで取り上げた重要臨床課題（key clinical issues）
重要臨床課題 2：排便に関する不快感やニードをいつも伝えることができるとは限らない成人患者に対して，便秘時の大腸便貯留のアセスメントを行うために特別な機器を必要としない身体診査技術（視診・聴診・打診・触診）を用いた系統的なアセスメントを行うことは有用か．

CQ の構成要素	
P（Patients，Problem，Population）	
性別	指定なし
年齢	18 歳以上
疾患・病態	排便に関する不快感やニードをいつも伝えることができるとは限らない成人
地理的要件	特になし
その他	特になし

I（Interventions）/C（Comparisons，Controls）のリスト
I：身体診査技術（視診・聴診・触診・打診）を用いた系統的なアセスメント C：従来の便秘のアセスメントのみ（あるいは無し） Outcome は 5 点以上で採用

O（Outcomes）のリスト				
	Outcome の内容	益か害か	重要度	採用可否
O1	便秘同定の感度・特異度	益	7.8 点	○
O2	便貯留検出の感度・特異度	益	7.5 点	○
O3	便性状	益	7.4 点	○
O4	残便感	益	7.1 点	○
O5	患者の満足度	益	7.1 点	○
O6	排便回数（間隔 or 回数 / 週）	益	7.0 点	○
O7	下痢の発生	益	6.8 点	○
O8	摘便回数	益	6.8 点	○
O9	排便量	益	6.6 点	○
O10	排便時の疼痛	益	6.6 点	○
O11	下剤使用量（内服薬）	益	6.5 点	○
O12	下剤使用量（外用薬）	益	6.5 点	○
O13	試みてからの排便できた回数	益	6.5 点	○
O14	腹痛	益	6.4 点	○
O15	腹部膨満感	益	6.0 点	○
O16	排便にかかる時間	益	5.9 点	○

作成した CQ
CQ 2：排便に関する不快感やニードをいつも伝えることができるとは限らない成人患者において，身体診査技術（視診・聴診・打診・触診）を用いた系統的なアセスメントは便秘の評価に有用か． CQ 6：排便に関する不快感やニードをいつも伝えることができるとは限らない成人患者において，身体診査技術（視診・聴診・打診・触診）を用いた系統的なアセスメントに基づく排便ケアは，患者アウトカムの改善に有用か．

重要臨床課題 3

スコープで取り上げた重要臨床課題（key clinical issues）

重要臨床課題 3：排便に関する不快感やニードをいつも伝えることができるとは限らない成人患者で，便秘時の直腸便の貯留アセスメントを行うために，直腸指診を行うことは有用か.

CQ の構成要素

P（Patients, Problem, Population）	
性別	指定なし
年齢	18 歳以上
疾患・病態	排便に関する不快感やニードをいつも伝えることができるとは限らない成人
地理的要件	特になし
その他	特になし

I（Interventions）/C（Comparisons, Controls）のリスト

I：直腸指診
C：従来の便秘のアセスメントのみ（あるいは無し）
Outcome は 5 点以上で採用

O（Outcomes）のリスト				
	Outcome の内容	益か害か	重要度	採用可否
O1	便秘同定の感度・特異度	益	7.8 点	○
O2	便貯留検出の感度・特異度	益	7.5 点	○
O3	便性状	益	7.4 点	○
O4	残便感	益	7.1 点	○
O5	患者の満足度	益	7.1 点	○
O6	排便回数（間隔 or 回数 / 週）	益	7.0 点	○
O7	下痢の発生	益	6.8 点	○
O8	摘便回数	益	6.8 点	○
O9	排便量	益	6.6 点	○
O10	排便時の疼痛	益	6.6 点	○
O11	下剤使用量（内服薬）	益	6.5 点	○
O12	下剤使用量（外用薬）	益	6.5 点	○
O13	試みてからの排便できた回数	益	6.5 点	○
O14	腹痛	益	6.4 点	○
O15	腹部膨満感	益	6.0 点	○
O16	排便にかかる時間	益	5.9 点	○

作成した CQ

CQ 3：排便に関する不快感やニードをいつも伝えることができるとは限らない成人患者において，直腸指診によるアセスメントは便秘の評価に有用か.
CQ 7：排便に関する不快感やニードをいつも伝えることができるとは限らない成人患者において，直腸指診によるアセスメントに基づく排便ケアは，患者アウトカムの改善に有用か.

スコープで取り上げた重要臨床課題（key clinical issues）				
重要臨床課題 4：排便に関する不快感やニードをいつも伝えることができるとは限らない患者に対して便秘時の直腸便貯留のアセスメントを行うために，超音波画像診断装置を用いた観察を行うことは有用か．				
CQ の構成要素				
P（Patients, Problem, Population）				
性別	指定なし			
年齢	18 歳以上			
疾患・病態	排便に関する不快感やニードをいつも伝えることができるとは限らない成人			
地理的要件	特になし			
その他	特になし			
I（Interventions）/C（Comparisons, Controls）のリスト				
I：超音波画像診断装置を用いた観察 C：従来の便秘のアセスメントのみ（あるいは無し） Outcome は 5 点以上で採用				
O（Outcomes）のリスト				
	Outcome の内容	益か害か	重要度	採用可否
O1	便秘同定の感度・特異度	益	7.8 点	○
O2	便貯留検出の感度・特異度	益	7.5 点	○
O3	便性状	益	7.4 点	○
O4	試みてからの排便できた回数	益	7.4 点	○
O5	排便回数（間隔 or 回数／週）	益	7.1 点	○
O6	摘便回数	益	7.0 点	○
O7	残便感	益	6.8 点	○
O8	下痢の発生	益	6.6 点	○
O9	排便量	益	6.6 点	○
O10	排便時の疼痛	益	6.6 点	○
O11	下剤使用量（外用薬）	益	6.5 点	○
O12	腹痛	益	6.5 点	○
O13	下剤使用量（内服薬）	益	6.4 点	○
O14	腹部膨満感	益	6.4 点	○
O15	排便にかかる時間	益	6.3 点	○
O16	患者の満足度	益	6.3 点	○
作成した CQ				
CQ 4：排便に関する不快感やニードをいつも伝えることができるとは限らない成人患者において，超音波画像診断装置の観察による直腸便貯留のアセスメントは便秘の評価に有用か． CQ 8：排便に関する不快感やニードをいつも伝えることができるとは限らない成人患者において，超音波画像診断装置による直腸便貯留観察に基づく排便ケアは，患者アウトカムの改善に有用か．				

2. データベース検索式

PubMed, CINAHL, Cochrane Library

#1	"defecation"[MeSH Terms] OR "defaecat*"[Title/Abstract] OR "defecat*"[Title/Abstract] OR "dyschezia"[Title/Abstract] OR "hard stool*"[Title/Abstract] OR "obstipation*"[Title/Abstract] OR "fecal impaction"[MeSH Terms] OR (("feces"[MeSH Terms] OR "feces"[Title/Abstract] OR "fecal"[Title/Abstract] OR "faecal"[Title/Abstract]) AND ("impaction"[Title/Abstract] OR "retention"[Title/Abstract] OR "evacuation"[Title/Abstract]))
#2	"ultrasonography"[MeSH Terms] OR "ultrasonograph*"[Title/Abstract] OR "ultra sonograph*"[Title/Abstract] OR "doptone"[Title/Abstract] OR "echogram*"[Title/Abstract] OR "echograph*"[Title/Abstract] OR "echo graph*"[Title/Abstract] OR "echoscop*"[Title/Abstract] OR "echosound*"[Title/Abstract] OR "echo sound*"[Title/Abstract] OR "echotomograph*"[Title/Abstract] OR "echo tomograph*"[Title/Abstract] OR "sonogram*"[Title/Abstract] OR "sonograph*"[Title/Abstract] OR "ultrasonic*"[Title/Abstract] OR "ultra sonic*"[Title/Abstract] OR "ultrasound*"[Title/Abstract] OR "ultra sound*"[Title/Abstract] OR "acoustic"[Title/Abstract] OR "B-mode"[Title/Abstract] OR "gray scale*"[Title/Abstract] OR "b scan*"[Title/Abstract]
#3	#1 and #2
#4	"english"[Language] OR "japanese"[Language]
#5	#3 and #4

Embase

#1	'constipation'/exp OR 'constipation' OR constipat*:ti,ab OR coprostasis:ti,ab OR costiveness:ti,ab OR 'defecation'/exp OR 'defecation' OR defecat*:ti,ab OR dyschezia:ti,ab OR 'hard stool*':ti,ab OR obstipation*:ti,ab OR 'feces impaction'/exp OR 'feces impaction' OR ((feces OR fecal OR faecal) NEAR/3 (impaction OR retention OR evacuation)) OR defaecat*:ti,ab
#2	'echography'/exp OR 'echography' OR ultrasonograph*:ab,ti OR 'ultra sonograph*':ab,ti OR doptone:ab,ti OR echogram*:ab,ti OR echograph*:ab,ti OR 'echo graph*':ab,ti OR echoscop*:ab,ti OR 'echo scop*':ab,ti OR echosound*:ab,ti OR 'echo sound*':ab,ti OR echotomograph*:ab,ti OR 'echo tomograph*':ab,ti OR sonogram*:ab,ti OR sonograph*:ab,ti OR ultrasonic*:ab,ti OR 'ultra sonic*':ab,ti OR ultrasound*:ab,ti OR 'ultra sound*':ab,ti OR acoustic:ab,ti OR b‐mode:ab,ti OR 'b scan*':ab,ti OR 'gray scale*':ab,ti
#3	english:la OR japanese:la
#4	#1 AND #2 AND #3
#5	#4 AND ('Conference Abstract'/it OR 'Conference Paper'/it OR 'Editorial'/it OR 'Letter'/it OR 'Note'/it)
#6	#4 NOT #5
#7	#6 AND ([adolescent]/lim OR [child]/lim OR [embryo]/lim OR [fetus]/lim OR [infant]/lim OR [newborn]/lim OR [preschool]/lim OR [school]/lim)
#8	#6 NOT #7
#9	#8 AND ('animal tissue'/de OR 'human cell'/de OR 'human tissue'/de OR 'nonhuman'/de)
#10	#8 NOT #9
#11	#10 AND ('case control study'/de OR 'comparative effectiveness'/de OR 'controlled clinical trial'/de OR 'controlled study'/de OR 'diagnostic test accuracy study'/de OR 'meta analysis topic'/de OR 'practice guideline'/de OR 'randomized controlled trial'/de OR 'randomized controlled trial topic'/de OR 'systematic review'/de)

医学中央雑誌

#1	((超音波診断 /TH) or (超音波 /TA) or (超音波内視鏡検査 /TH) or (ultrasonography/TA) or (doptone/TA) or (echogram/TA) or (echograph/TA) or (echoscop/TA) or (echosound/TA) or (echotomograph/TA) or (sonogram/TA) or (sonograph/TA) or (ultrasonic/TA) or (ultrasound/TA))
#2	(便秘 /TH) or (便秘 /TA) or (排便 /TH) or (排便 /TA) or (宿便 /TH) or (宿便 /TA) or (糞便 /TH) or (糞便 /TA) or (便通 /TA)
#3	#1 and #2
#4	(#3) and (PT＝症例報告・事例除く)
#5	(#4) and (PT＝解説 , 図説 , 会議録)
#6	#4 not #5
#7	(#6) and (CK＝動物)
#8	#6 not #7
#9	(#8) and (CK＝胎児 , 新生児 , 乳児 (1 〜 23 ヶ月), 幼児 (2 〜 5), 小児 (6 〜 12))
#10	#8 not #9

3. 診療ガイドライン作成者の利益相反状況に関する一覧表

組織の各構成メンバーと役割

	氏名（所属機関） 外部評価委員は推薦学術団体	経済的 COI	学術的 COI （アカデミック COI）
診療ガイドライン統括委員会	須釜 淳子（藤田医科大学）	無	無
	石橋 みゆき（千葉大学）	無	無
	岡田 晋吾（医療法人社団守一会 北美原クリニック）	無	無
	真田 弘美（石川県立看護大学）	無	無
	中島 淳（横浜市立大学）	有 ・講演料など：EA ファーマ，アステラス製薬，持田製薬，マイラン EPD，ビオフェルミン製薬（2020 ～ 2021 年） ・企業，団体等からの研究費：アステラス，EA ファーマ，持田製薬，マイラン EPD（2020 ～ 2021 年） ・奨学寄附金（奨励寄附金）：EA ファーマ	無
	中山 健夫（京都大学）	無	無
	西村 かおる（コンチネンスジャパン株式会社）	無	無
診療ガイドライン作成グループ	須釜 淳子（藤田医科大学）	無	無
	玉井 奈緒（横浜市立大学）	有 ・寄附講座：富士フイルム（2019 年 4 月 ～ 2022 年 3 月）	無
	大田 えりか（聖路加国際大学）	無	無
	河本 敦夫（東京医科大学病院）	無	無
	小栁 礼恵（藤田医科大学）	無	無
	榊原 千秋（訪問看護ステーションややのいえ）	無	無
	積 美保子（JCHO 東京山手メディカルセンター）	無	無
	津田 桃子（公益財団法人 北海道対がん協会）	無	無
	松本 勝（石川県立看護大学）	有 ・寄附講座：富士フイルム（2017 年 4 月 ～ 2021 年 9 月）	無
	三澤 昇（横浜市立大学）	無	無

	氏名（所属機関） 外部評価委員は推薦学術団体	経済的 COI	学術的 COI （アカデミック COI）
システマティックレビューチーム	青木 未来（福井大学）	無	無
	雨宮 歩（千葉大学）	無	無
	石貫 智裕（札幌医科大学）	無	無
	石光 芙美子（愛知県立大学）	無	無
	糸川 紅子（日本赤十字秋田看護大学）	無	無
	浦井 珠恵（富山県立大学）	無	無
	加藤木 真史（神奈川県立保健福祉大学）	無	無
	北村 言（東京大学）	無	無
	清水 三紀子（藤田医科大学）	無	無
	鈴木 千琴（済生会横浜市東部病院）	無	無
	園田 希（宝塚大学）	無	無
	臺 美佐子（石川県立看護大学）	有 ・寄附講座：サラヤ（2019 年 4 月〜2021 年 3 月)	無
	高橋 聡明（東京大学）	有 ・寄附講座：モルテン（2018 年 4 月〜2020 年 9 月)	無
	田中 るみ（北里大学）	無	無
	手嶌 大喜（関西医科大学）	無	無
	中井 彩乃（藤田医科大学）	無	無
	濱田 真由美（東京慈恵会医科大学）	無	無
	三浦 由佳（藤田医科大学）	有 ・寄附講座：富士フイルム（2019 年 4 月〜 2022 年 3 月)	無
	麦田 裕子（東京大学）	無	無
	森 珠美（JCHO 東京新宿メディカルセンター附属看護専門学校）	無	無
パネル委員	須釜 淳子（藤田医科大学）	無	無
	玉井 奈緒（横浜市立大学）	有 ・寄附講座：富士フイルム（2019 年 4 月〜 2022 年 3 月)	無
	石濵 慶子（JCHO 星ヶ丘医療センター）	無	無
	大田 えりか（聖路加国際大学）	無	無
	岡部 美保（在宅創傷スキンケアステーション）	無	無
	河本 敦夫（東京医科大学病院）	無	無

	氏名（所属機関） 外部評価委員は推薦学術団体	経済的 COI	学術的 COI （アカデミック COI）
パネル委員	木戸 芳史（浜松医科大学）	無	無
	結束 貴臣（国際医療福祉大学 成田病院）	有 ・企業，団体等からの研究費：EA ファーマ，持田製薬	無
	小栁 礼恵（藤田医科大学）	無	無
	榊原 千秋（訪問看護ステーションややのいえ）	無	無
	積 美保子（JCHO 東京山手メディカルセンター）	無	無
	津田 桃子（公益財団法人 北海道対がん協会）	無	無
	松本 勝（石川県立看護大学）	有 ・寄附講座：富士フイルム（2017 年 4 月〜2021 年 9 月）	無
	三澤 昇（横浜市立大学）	無	無
協力委員	佐藤 晋巨（聖路加国際大学）	無	無
事務局	松本 勝（石川県立看護大学）	有 ・寄附講座：富士フイルム（2017 年 4 月〜2021 年 9 月）	無
外部評価委員	伊原 栄吉（九州大学）	有 ・講演料など：武田薬品工業 ・寄附講座：小野薬品工業，ミヤリサン製薬，三和化学研究所，大塚製薬工場，富士フイルムメディカル，テルモ，ファンケル，大賀薬局	無
	今枝 博之（埼玉医科大学病院）	有 ・講演料など：診断と治療社	無
	貝谷 敏子（札幌市立大学）	無	無
	川添 高志（ケアプロ株式会社）	有 ・役員・顧問職：ケアプロ代表取締役 ・株：ケアプロ	無
	竹屋 泰（大阪大学）	有 ・講演料など：第一三共，アステラス	無
	丸山 道生（医療法人財団緑秀会　田無病院）	無	無
	丸山 優（埼玉県立大学）	無	無
	味村 俊樹（自治医科大学）	無	有 ・日本大腸肛門病学会便失禁診療ガイドライン作成委員会 副委員長

4. 一般向けサマリー

　便秘とは、「本来排泄すべき糞便が大腸内に滞ることによる兎糞状便・硬便，排便回数の減少や，糞便を快適に排泄できないことによる過度な怒責，残便感，直腸肛門の閉塞感，排便困難感を認める状態」（日本消化管学会，2023年）と定義されています．これを放置しておくと，日常生活に支障をきたしたり，身体にも様々な支障をきたしたりします．

　便秘は誰もが経験する健康上の問題です．2019年度国民生活基礎調査では，10歳代から50歳代までは，男性より女性の有訴者率が多いと報告されています．60歳代以降は，男女の差が小さくなり，80歳代以上はほぼ同じ有訴率となります．65歳以上の便秘有訴者率（人口千対）は，男性164，女性181でした．

　この診療ガイドラインでは，便秘の疑いがある方のなかでも，特にご自分で排便に関する不快感やニードをいつも伝えることができるとは限らない成人の方に対し，図に示す過程のなかで，便秘の疑いの有無，観察・情報収集の段階で看護師が行うアセスメントとそれに基づく排便ケアについて8つの臨床上の疑問（CQ：クリニカルクエスチョン）としてあげ，解説をしました．

　看護アセスメントとは，主観的情報（本人が訴える症状，痛み，心理情報など）と客観的情報（バイタルサイン，身体診察，画像・血液データ）の双方をもとに，看護を受ける人の状態を評価することを指し，看護計画を立案するために重要です．

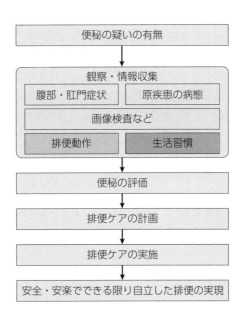

図　排便ケアの体系

CQ 1

排便に関する不快感やニードをいつも伝えることができるとは限らない成人患者において，排便日誌，問診を用いた系統的なアセスメントは便秘の評価に有用か.

推奨文

○排便に関する不快感やニードをいつも伝えることができるとは限らない成人患者において，非侵襲的である排便日誌，問診を用いた系統的なアセスメントを実施することを推奨する.

推奨の強さ ▶ 専門家合議による推奨

［付帯事項］十分なエビデンスに基づく排便日誌，問診を用いた系統的なアセスメントの推奨は難しいが，パネル委員会による専門家の意見に基づき推奨を決定した. 患者自身が伝えることができるとは限らないため，患者の日常生活を把握する家族，介護者から情報を求めるなどの配慮が必要である.

【一般向けサマリー】

　CQ 1 は図において，便秘の疑いある者を抽出したり，便秘に関連する観察・情報取集したりする際に使用される技術です.

　排便日誌とは，排便時刻，便意，便形状，排便量，薬剤（下剤，浣腸，坐薬）の使用，摘便などを記録するものです. 排便日誌として統一された書式はなく，各施設，またはケア実施者が利用しやすい書式を作成し，利用しています.

　問診では，排便回数，便性状，腹部症状，肛門症状について聞きます. また，いつから便秘に悩んでいるか，便秘発症のきっかけ，便秘発症に関係する薬，病気，下剤，坐薬，浣腸の使用について聴取します. また，トイレ環境，排便姿勢，食事内容，ストレスの状況などについても聴取します.

　現時点において，排便に関する不快感やニードをいつも伝えることができるとは限らない成人に対し，排便日誌や問診で便秘の評価が有用かについて，はっきりとした証拠はありませんでした. しかし，臨床では，便秘を疑う対象者を見出し，次の身体診査など（視診・聴診・打診・触診）を実施したり，必要な排便ケアの計画と実施をしたりするためには，排便日誌，問診を用いた系統的なアセスメントは欠かせない技術として，広く看護師が利用しています. 患者自身が伝えることができるとは限らないため，日常生活を把握するご家族，介護者の方から，必要な情報を聞かせていただくことがあります.

　以上から，排便に関する不快感やニードをいつも伝えることができるとは限らない成人患者に対しては，専門家が話し合い，排便日誌，問診を用いた系統的なアセスメントを実施することを推奨することにしました.

CQ 2

排便に関する不快感やニードをいつも伝えることができるとは限らない成人患者において，身体診査技術（視診・聴診・打診・触診）を用いた系統的なアセスメントは便秘の評価に有用か．

推奨文

○排便に関する不快感やニードをいつも伝えることができるとは限らない成人患者において，非侵襲的な手技である身体診査技術（視診・聴診・打診・触診）を用いた系統的なアセスメントを実施することを推奨する．

推奨の強さ▶専門家合議による推奨

[付帯事項] 十分なエビデンスに基づく身体診査技術（視診・聴診・打診・触診）を用いた系統的なアセスメントの推奨は難しいが，パネル委員会による専門家の意見に基づき推奨を決定した．

【一般向けサマリー】

CQ 2 は図において，腹部・肛門症状の観察・情報収集のために行う技術であり，具体的には，身体診査技術（視診・聴診・打診・触診）を指しています．病院や介護福祉施設，在宅にいたるまで多くの療養の場で看護師が行っています．

視診では，皮膚の異常（手術痕の確認など），腹部膨隆，色調・形状などを観察します．聴診では，下腹部に聴診器を当て，腸の蠕動音の確認を行います．打診では，腸管では鼓音が聴かれますが，便塊の貯留部位では，濁音となります．触診では，便秘時に左下腹部（S状結腸付近）に便塊が触れることがあります．

現時点において，排便に関する不快感やニードをいつも伝えることができるとは限らない成人に対し，身体診査技術（視診・聴診・打診・触診）で便秘の評価が有用かについて，はっきりとした証拠はありませんでした．しかし，臨床では，便秘を疑う対象者を見出し，次に記載する直腸指診などを実施したり，必要な排便ケアの計画と実施をしたりするためには，欠かせない技術として，広く看護師が利用しています．

以上から，排便に関する不快感やニードをいつも伝えることができるとは限らない成人患者に対しては，専門家が話し合い，排便日誌，問診を用いた系統的なアセスメントを実施することを推奨することにしました．

CQ 3

排便に関する不快感やニードをいつも伝えることができるとは限らない成人患者において，直腸指診によるアセスメントは便秘の評価に有用か．

推奨文

○ 排便に関する不快感やニードをいつも伝えることができるとは限らない成人患者において，便秘時の直腸便貯留の評価を行うために直腸指診によるアセスメントを実施することを強く推奨する．

GRADE 1D （推奨の強さ：**強**，エビデンスの確実性（強さ）：**非常に弱い**）

［付帯事項］十分なエビデンスに基づく直腸指診によるアセスメントの推奨は難しいが，臨床上明らかに直腸内の有無を評価でき，かつ他の CQ の参照基準となっていることから，専門家の意見に基づき推奨を決定した．本ガイドラインの対象者は，排便に関する不快感やニードをいつも伝えることができるとは限らない．直腸指診を行う場合は，実施時の羞恥心や痛み，不快感などストレスに対するよりいっそうの配慮が必要である．

【一般向けサマリー】

　直腸指診とは，手袋を装着した指に潤滑剤を付け，指で肛門をタッピングし，肛門が弛緩したら，人差し指を優しくゆっくり 6〜8 cm 程度肛門から挿入し，直腸内の便塊の有無を確認する方法です．CQ 1：排便日誌，問診，CQ 2：身体診査技術（視診・聴診・打診・触診）で取り上げた技術のみでは，直腸内の便塊の有無ははっきりとはわかりません．正常な状態であれば，直腸内に便はありません．直腸指診を行う場合，患者は左側を下にした姿勢で横になるため，看護師の実際に行っていることをみることができません．また，おしり（肛門）を他人にみられたり，指を挿入する際に痛みを伴ったりなど，心理的ならびに身体的なストレスを受けます．したがって，問診・排便日誌，身体診査技術（視診・聴診・打診・触診）から，直腸指診を行う必要性を総合的に判断してから行います．

　現時点において，排便に関する不快感やニードをいつも伝えることができるとは限らない成人に対し，直腸指診で便秘の評価が有用かについて，はっきりとした証拠はありませんでした．しかし，臨床では，直腸内の便塊の有無を確認する欠かせない技術として，広く看護師が利用しています．

　以上から，排便に関する不快感やニードをいつも伝えることができるとは限らない成人患者に対しては，専門家が話し合い，直腸指診を実施することを推奨することにしました．

CQ 4

排便に関する不快感やニードをいつも伝えることができるとは限らない成人患者において，超音波画像診断装置の観察による直腸便貯留のアセスメントは便秘の評価に有用か．

推奨文

○排便に関する不快感やニードをいつも伝えることができるとは限らない成人患者において，超音波画像診断装置の観察による直腸便貯留のアセスメントをすることを強く推奨する．

GRADE 1C（推奨の強さ：強，エビデンスの確実性（強さ）：弱）

［付帯事項］問診・排便日誌，身体診査技術による便秘アセスメントについて理解していることが前提である．超音波画像診断装置での直腸便貯留観察の教育を受けた看護師が行う必要がある．また，直腸観察が十分にできる超音波画像診断装置の条件として，コンベックスプローブを接続できることが必要である．プローブは，周波数 3.5～5MHz の範囲で，解像度は，膀胱，子宮・膣または前立腺，直腸の輪郭が明瞭に描出できるレベルであることが望ましい．

【一般向けサマリー】

　超音波画像診断装置は医師が診断や治療を行う際に利用する医療機器であり，エコー検査として心臓，肝臓などの検査を受けた経験がある方もいると思います．また，妊娠中の胎児の発育状況を診る目的でも医師，助産師に古くから利用されてきました．

　近年，看護師が，超音波画像診断装置を用いてベッドサイドで直腸における便貯留の有無を観察する技術が研究開発され，現場での利用が広まりつつあります．体の表面に超音波プローブ（超音波の出る器械）を当て，体内の臓器からはね返ってくる超音波を画像として映し出します．

　仰向けになった姿勢で，下腹部（おへそから 10 cm 下）にプローブを皮膚表面から当てるだけで直腸内部の便の有無と硬さを観察できます．体の表面に検査用のゼリーを塗ってから超音波プローブを当てますので，冷たさを感じることがあります．しかし，直腸指診と異なり，検査中の苦痛はほとんどありません．また，撮影した画像を，他の看護師，かかりつけ医，介護職者，そして患者ご本人やご家族と共有することができるため，より適切なアセスメントを行うことにつながることが期待されています．特に，硬便は，超音波画像診断装置で特徴的な画像がみられることがわかっています．最近は超音波画像診断装置が小型し，さらに人工知能（AI）技術の発展に伴い，より看護・介護現場でも利用しやすい環境が整ってきています．

　現時点において，排便に関する不快感やニードをいつも伝えることができるとは限らない成人患者に対し，超音波画像診断装置で便秘の評価が有用かについて，十分な証拠はありませんでした．しかし，臨床では，超音波画像診断装置の観察は患者への害が少なく，直腸内の便塊の有無を確認する技術として，看護師が広く利用することが期待されます．

　以上から，排便に関する不快感やニードをいつも伝えることができるとは限らない成人患者に対しては，超音波画像診断装置の観察による直腸便貯留のアセスメントをすることを強く推奨することにしました．

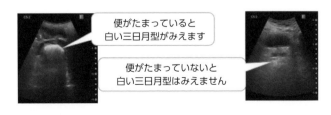

便がたまっていると白い三日月型がみえます

便がたまっていないと白い三日月型はみえません

CQ 5

排便に関する不快感やニードをいつも伝えることができるとは限らない成人患者において，排便日誌，問診を用いた系統的なアセスメントに基づく排便ケアは，患者アウトカムの改善に有用か．

推奨文

○排便に関する不快感やニードをいつも伝えることができるとは限らない成人患者において，排便日誌，問診を用いた系統的なアセスメントに基づく排便ケアを実施することを提案する．

GRADE 2D（推奨の強さ：弱，エビデンスの確実性（強さ）：非常に弱い）

［付帯事項］患者自身が伝えることができるとは限らないため，患者の日常生活を把握する家族，介護者から情報を求めるなどの配慮が必要である．

【一般向けサマリー】

　現時点において，排便に関する不快感やニードをいつも伝えることができるとは限らない成人に対し，排便日誌や問診の情報から便秘の評価を行い，評価にも基づくケアが便秘の改善に有用であったかについては，十分な証拠はありませんでした．しかし，臨床では，排便日誌から排便周期を知って下剤を飲むタイミングを考えたり，排便日誌や問診で得た情報から，その人に合った排便ケアを計画したり，下剤やケアの効果を評価したりする際に広く看護師が利用しています．

　以上から，排便に関する不快感やニードをいつも伝えることができるとは限らない成人患者に対しては，専門家が話し合い，排便日誌，問診を用いた系統的なアセスメントに基づくケアを提案することにしました．

CQ 6

排便に関する不快感やニードをいつも伝えることができるとは限らない成人患者において，身体診査技術（視診・聴診・打診・触診）を用いた系統的なアセスメントに基づく排便ケアは，患者アウトカムの改善に有用か．

推奨文

○排便に関する不快感やニードをいつも伝えることができるとは限らない成人患者において，身体診査技術（視診・聴診・打診・触診）を用いた系統的なアセスメントに基づく排便ケアを行うことを推奨する．

推奨の強さ▶専門家合議による推奨

　［付帯事項］十分なエビデンスに基づく身体診査技術（視診・聴診・打診・触診）を用いた系統的なアセスメントに基づく排便ケアの推奨は難しいが，パネル委員会による専門家の意見に基づき推奨を決定した．

【一般向けサマリー】

　現時点において，排便に関する不快感やニードをいつも伝えることができるとは限らない成人患者に対し，身体診査技術（視診・聴診・打診・触診）の情報に基づいて行う排便ケアで便秘の改善に有用かについて，はっきりとした証拠はありませんでした．しかし，臨床では，便秘を疑う対象者を見出し，次に記載する直腸指診などを実施したり，必要な排便ケアの計画と実施をしたりするためには，欠かせない技術として，広く看護師が利用しています．

　以上から，排便に関する不快感やニードをいつも伝えることができるとは限らない成人患者に対しては，専門家が話し合い，身体診査技術（視診・聴診・打診・触診）を用いた系統的なアセスメントに基づく排便ケアを実施することを推奨することにしました．

CQ 7

排便に関する不快感やニードをいつも伝えることができるとは限らない成人患者において，直腸指診によるアセスメントに基づく排便ケアは，患者アウトカムの改善に有用か．

推奨文

○排便に関する不快感やニードをいつも伝えることができるとは限らない成人患者において，直腸指診による排便ケアを行うことを強く推奨する．

GRADE 1D（推奨の強さ：強，エビデンスの確実性（強さ）：非常に弱い）

[付帯事項] 十分なエビデンスに基づく直腸指診による排便ケアの推奨は難しいが，臨床上明らかに直腸内便の有無を評価でき，かつ他の CQ の参照基準としていることから専門家の意見に基づき推奨を決定した．本ガイドラインの対象者は，排便に関する不快感やニードをいつも伝えることができるとは限らない．直腸指診を行う場合は，実施時の羞恥心や痛み，不快感などストレスに対するよりいっそうの配慮が必要である．

【一般向けサマリー】

　直腸指診とは，手袋を装着した指に潤滑剤を付け，指で肛門をタッピングし，肛門が弛緩したら，人差し指を優しくゆっくり 6〜8cm 程度肛門から挿入し，直腸内に便塊のあるかを確認する方法です．正常な状態であれば，直腸内に便はありません．

　直腸内に便塊がある場合は，看護師はまず摘便を行います．人差しで直腸内の便塊を肛門から出していきます．大きな塊は崩して便を取り出します．必要に応じ，医師の指示を受け，浣腸，坐薬の投与を行うことがあります．その後，食事，水分摂取，運動，トレイ環境整備など排便に影響する日常生活について看護ケアを立案し実践していきます．

　現時点において，排便に関する不快感やニードをいつも伝えることができるとは限らない成人に対し，直腸指診で便秘が改善するかについて，はっきりとした証拠はありませんでした．しかし，臨床では，直腸指診によって直腸内に便塊が有ると評価された場合は，摘便などの必要な排便ケアを立案，実施しており欠かせない技術として，広く看護師が利用しています．

　以上から，排便に関する不快感やニードをいつも伝えることができるとは限らない成人患者に対しては，専門家が話し合い，直腸指診を実施することを推奨することにしました．

CQ8

排便に関する不快感やニードをいつも伝えることができるとは限らない成人患者において，超音波画像診断装置による直腸便貯留観察に基づく排便ケアは，患者アウトカムの改善に有用か．

推奨文

○排便に関する不快感やニードをいつも伝えることができるとは限らない成人患者において，超音波画像診断装置による直腸便貯留観察に基づく排便ケアを実施することを強く推奨する．

GRADE 1C（推奨の強さ：**強**，エビデンスの確実性（強さ）：**弱**）

[付帯事項] 超音波画像診断装置での直腸便貯留観察の教育を受け，実践可能なレベルであると認められた看護師が行う．また，直腸観察が十分にできる超音波画像診断装置の条件として，コンベックスプローブを接続できることが必要である．プローブは，周波数 3.5～5 MHz の範囲で，解像度は，膀胱，子宮・膣または前立腺，直腸の輪郭が明瞭に描出できるレベルであることが望ましい．

【一般向けサマリー】

　教育プログラムを受けた訪問看護師が，身体診査技術（視診・聴診・打診・触診）に超音波画像診断装置の観察を追加し，ケアを実施した結果，硬便の回数，摘便の回数，刺激性下剤の使用量，グリセリン浣腸の使用量が減少したという報告がありました．

　現時点において，排便に関する不快感やニードをいつも伝えることができるとは限らない成人患者に対し，超音波画像診断装置よる直腸便貯留観察に基づく排便ケアは，患者アウトカムの改善に有用かについて，十分な証拠はありませんでした．しかし，臨床では，患者への害が少なく，直腸内の便塊の有無を確認するケア技術として，看護師が広く利用することが期待されます．

　以上から，排便に関する不快感やニードをいつも伝えることができるとは限らない成人患者に対しては，超音波画像診断装置による直腸便貯留観察に基づく排便ケアを実施することを強く推奨することにしました．

看護ケアのための便秘時の大腸便貯留アセスメントに関する診療ガイドライン

2023 年 9 月 15 日　発行

監修者　公益社団法人 日本看護科学学会
編集者　看護ケア開発・標準化委員会
発行者　小立健太
発行所　株式会社 南江堂
　〒113-8410 東京都文京区本郷三丁目 42 番 6 号
　☎(出版)03-3811-7236　(営業)03-3811-7239
　ホームページ https://www.nankodo.co.jp/
　印刷・製本 シナノ書籍印刷
　装丁 葛巻知世(アメイジングクラウド)

Clinical practice guidelines for colon retention assessment during constipation for nursing care: Japan edition
© Japan Academy of Nursing Science, 2023